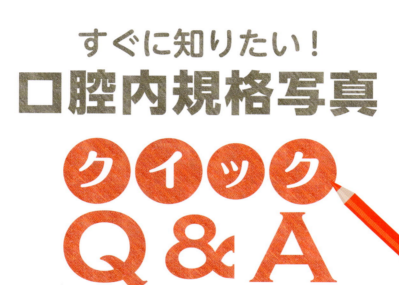

すぐに知りたい！
口腔内規格写真
クイック Q&A

[執筆] 片山章子 歯科衛生士
[監修] 片山達治 フォトグラファー

デンタルダイヤモンド社

はじめに

　「口腔内写真撮影の最中に起こる疑問やエラーを、すぐに解決できる本があれば……」。たとえば、院内研修でうかがった医院の翌日以降や、先輩がいない環境などで聞く相手に困る職場では、その場、そのときに起こる突然の出来事に、自力ですみやかに対応するのは難しいこともあります。そんなときに「あったらいいな」を形にしたのが本書です。

　本書では、通常のデジタル一眼レフカメラを用いたハウツーを紹介しています。カメラによって特徴や名称が違いますが、設定や撮影と管理の基本は同じですから、どの医院でもきっとご活用いただけるはずです。

　本書の特徴は、クイックアンサー形式であることです。まず、60の質問に対して、それぞれ1〜2行の回答で簡潔に回答を記しました。撮影の最中など、ひとまずすみやかに解決したい際はここに目を通して、対応してみてください。そして、時間があるときに、改めて回答に続く解説を読んでいただければ、各回答の理由や根拠を知ることができます。このように学習と実践を繰り返し、口腔内写真撮影を習得するトレーニング本として役立てていただければ幸いです。また、本書と巻末で紹介しているDVDとを合わせて学習いただけると、より効果的だと思います。DVDでは、14枚法撮影の一連の流れを、まるでその場で見ているような感覚で、動画で確認できます。

書籍の活用例

- 困ったとき、その場ですぐ解決したいときにいつでも使えるお助けツール
- 医院で初めて口腔内写真撮影を導入する際の手引き書

DVD の活用例

- 撮影の一連の流れを動画でわかりやすく確認できる
- 自分の撮影と比較評価を行い、トレーニングで何度も繰り返し使える

　本書のカメラ設定と管理に関する監修は、フォトグラファーの片山達治にお願いしました。筆者のパートナーで、撮影導入の環境設定から日々の現場で起こるトラブルへの助言・指導者でもあります。なかなかのメカ音痴である筆者に、何度も同じ解説を挫けずに続けてくれた苦労の歴史があり、いまに至るわけですが、そんな不出来な生徒である筆者が、長年かけてようやく理解し、咀嚼した内容がこの1冊に詰まっています。筆者と同じように困っている方々が、本書を用いて時間をかけずに撮影を軽やかにこなしていただけることを心から願います。

2017年7月
Studio Chick 代表／銀座デンタルケアークリニック MGR
歯科衛生士　片山章子

用語解説 （50音順）

イメージセンサー
レンズから入った光の明暗を、電気信号に変換する撮像素子のこと

オートフォーカス
自動ピント合わせのこと

解像度
画像の密度のことで、「dpi」という単位で表される。「解像度」が高いというのは、同じ面積でも「ドット」の数が多いという意味で、細かい部分まで滑らかに表現されている画像だといえる

画素
画像を構成している点（ドット）の総数

キャリブレーション
モニターやプリンターなどの色を正確かつ安定して再現させるために、キャリブレーター（測色器）を使用して調整すること

撮影倍率
被写体の実際の大きさと、センサーに写る大きさの比率。たとえば、1㎝の物がセンサー上に1㎝として写っていたら撮影倍率は「1：1」、0.5㎝で写っていたら「1：1/2」となる

絞り
レンズに内蔵された明るさやピントの深さを調節機能のこと。絞り値は数字で表すが、絞り値のことをF値ともいう

シリコンクロス
綿などの布にシリコンを含ませたもの。ツヤ出し効果がある。レンズ表面には使用しないよう留意する

トリミング
画像の不要な部分を切り取ること。トリミング*を行った画像は、画素数が低下して解像度が落ちる
＊トリム（Trim）は、刈り取ったり、切り取ったりして仕上げるという意味

被写界深度
ピントが合っている範囲。範囲が広いと「被写界深度が深い」、狭いと「被写界深度が浅い」という

ファインダー
カメラにおいて、目でピントを合わせたり、構図を確認したりするのに使用する覗き窓

フラッシュとストロボ
カメラ撮影に使用する発光装置のこと。もともと「ストロボ」はアメリカのストロボリサーチ社の登録商標からきているが、フラッシュ、ストロボ、スピードライトなど、メーカーにより名称はさまざま

ブロアー
ゴム球の先に細い管がついたもので、ゴミやほこりを吹き飛ばして除去する道具

ホワイトバランス
どのような光の下でも適切な白色を再現するための機能

マクロリングライト
接写撮影に向いているストロボ。レンズ先端に装着するので（レンズによるケラレ*もなく）、被写体全体に光が回り、影が出にくいのが特長
＊ケラレとは、レンズフードやフィルタなどが写真の周囲に写り込み、被写体が欠けたり、周囲が暗くなったりする現象

マクロレンズ
被写体を等倍まで接写することができるレンズのこと

マニュアル（撮影モード）
絞り値もシャッタースピードも撮影者自身が設定するモード

ミラー反転
画像の左右、もしくは上下を反転させること

E-TTL
Evaluative-Through The Lens の略称で、プリ発光記憶式評価調光ともいう。レンズを通ってきた予備発光を評価し、メインの発光量を決定する

ISO感度
国際標準化機構で策定された規格。デジタルカメラが光をとらえる能力を表す値

Contents

はじめに……………………………………………………………………………… 2

用語解説…………………………………………………………………………… 3

1章 設定

Q01 カメラを選ぶ1番のポイントは？………………………………………… 8

Q02 口腔内写真撮影専用カメラでなければ撮れませんか？………………… 10

Q03 なぜリングライトを使うのですか？…………………………………… 11

Q04 カメラの設定はどうすればよいですか？……………………………… 12

Q05 オートフォーカスを使ったほうがよいですか？……………………… 14

Q06 レンズの絞り値を最小絞り（F32）にするのはなぜですか？………… 15

Q07 RAW と JPEG は、どちらで撮ったほうがよいですか？…………… 16

Q08 ISO 感度はいくつで撮影すればよいですか？………………………… 18

Q09 ホワイトバランスは何を選べばよいですか？………………………… 19

Q10 sRGB と Adobe RGB は、どちらを選べばよいですか？………… 20

Q11 撮影した写真の明るさにバラつきがあります………………………… 22

Q12 口腔内写真撮影では、どれくらいの明るさを選べばよいですか？…… 25

Q13 拡大観察や印刷には、どれくらいの
画素数のカメラを選べばよいですか？………………………………… 26

Q14 記録カードはどれくらいの容量を用意しますか？…………………… 27

Q15 おすすめのミラーはありますか？……………………………………… 28

Q16 おすすめの口角鉤はありますか？……………………………………… 30

2章 撮影

Q17 患者さんに撮影を嫌がられたり
疑問をもたれたりすることが多く、困っています……………………… 34

Q18 規格性のある口腔内写真とは、どのようなものですか？…………… 36

Q19 規格性がないと、何か問題がありますか？…………………………… 38

Q20 口腔内規格写真の構図とポイントを教えてください……………… 39

Q21 規格性のある口腔内写真の撮影倍率は？…………………………… 46

Q22 カメラが違っても、同じ大きさで撮影する方法は？……………… 48

Q23 チェアーの照明は点けたままで撮影しますか？…………………… 50

Q24 咬合面観をうまく撮れません…………………………………………… 52

Q25 咬合面観撮影のとき、実像が写り込みます………………………… 56

Q26 上下咬合面観と前歯部舌側面観の違いは何ですか？……………… 58

Q27 咬合面観撮影のとき、口唇粘膜で歯が隠れてしまいます………… 60

Q28 ミラーを使う撮影が苦手です………………………………………… 62

Q29 どうしても実像が写らないように撮るべきですか？……………… 68

Q30 叢生で正中がズレている場合は、どこを中心にしたらよいですか？…… 69

Q31 嘔吐反射がある方や苦しがる方への対応は？……………………… 72

Q32 顎関節症などで口を大きく開けられない方の
撮影はどうしたらよいですか？……………………………………… 73

Q33 下顎咬合面観撮影のとき、舌の位置はどこがよいですか？……… 74

Q34 舌癖がある方の撮影はどうしたらよいですか？…………………… 76

Q35 1回の撮影で何分かかりますか？…………………………………… 77

Q36 義歯を装着している方の撮影部位は、どうしていますか？……… 80

Q37 欠損歯が多い場合、どこを基準に撮ればよいですか？…………… 82

Q38 側方面観撮影の構図が統一できません……………………………… 84

Q39 側方面観撮影で最後臼歯まで写すには、どうしたらよいですか？……… 86

Q40 正面観撮影で、画像が歪んで写ります……………………………… 88

Q41 正面観撮影で、画像の中心がズレたり傾いたりします…………… 90

Q42 唾液処理はどのタイミングで行いますか？………………………… 91

Q43 8番まで萌出している場合、
規格の撮影倍率では歯が画面に収まりません……………… 92

Q44 過蓋咬合の場合は、どのように撮影しますか?………………… 94

Q45 規格撮影以外で撮る場面を教えてください………………………… 95

Q46 顔貌撮影で気をつけることはありますか?……………………… 98

Q47 ボヤけて写るのはなぜですか?……………………………………… 104

3章 取り扱い

Q48 ミラーで撮影した画像は、そのままでよいですか?……………… 106

Q49 画像をトリミングしてもよいですか?…………………………… 107

Q50 画像に写り込む黒い点は何ですか?……………………………… 108

Q51 カメラボディの清掃は必要ですか?……………………………… 110

Q52 撮影のときはグローブ着用ですか? それとも素手でよいですか?…… 112

Q53 ミラーの消毒法や取り扱いはどうしたらよいですか?………… 114

Q54 カメラの取り扱いで注意することはありますか?……………… 116

4章 活用・管理

Q55 画像データはどのように管理しますか?………………………… 118

Q56 きれいに印刷するには、どうすればよいですか?……………… 120

Q57 撮影した口腔内写真をそのままにして、活用できていません………… 122

Q58 同じ医院なのに、撮影者によって構図がバラバラです……………… 128

Q59 どうしたら撮影がうまくなりますか?…………………………… 129

Q60 撮影した写真をモニターで忠実に再現するには、
どうすればよいですか?…………………………………………… 132

おわりに…………………………………………………………………… 133

DVD 紹介 ………………………………………………………………… 134

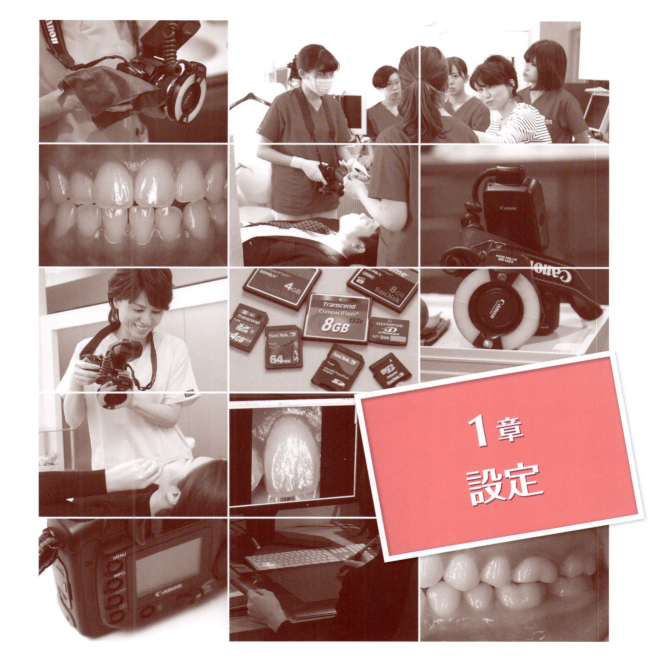

1章 設定

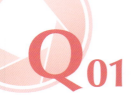

カメラを選ぶ1番のポイントは？

 撮影者が片手で持ちやすく、扱いやすいことです

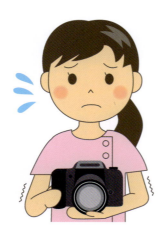
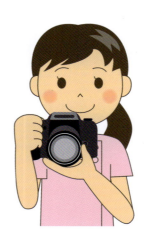

　昨今、歯科衛生士がアシスタントをつけずに1人で撮影を行う場面が増えてきました。そのため、カメラを選ぶ最大のポイントは、片手で持ちやすく、扱いやすいことだと考えます。

　いくら高性能であっても、大きくて重ければ使用が困難です。また、通常の口腔内写真撮影では、その高性能を活かす場面はあまりありません。

臨床に特化したアイテム搭載の歯科用専用装置

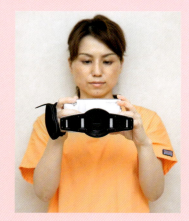

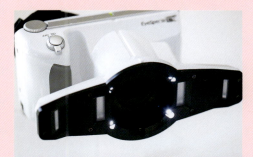

● 一般の一眼レフカメラの1/3程度に軽量化され、1人で撮影を行う歯科衛生士にうれしいコンパクトサイズ。カメラボディに、接写レンズと専用ストロボがすべて備わっている

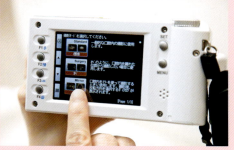

● 画面内の各項目キーは直感的に扱える。「ミラーモード」など、口腔内写真撮影に特化しているのでわかりやすく、購入後すぐに使いこなせる

　松風が製造販売している Smart digital camera デジタル口腔撮影装置「EyeSpecial C-Ⅱ」は、臨床で使うであろう場面に特化したアイテムのみ搭載しており、初心者の方にも扱いやすいカメラです。撮影距離や撮影環境に応じてストロボ光量を自動調整するので、どんな状況で誰が撮ってもボタン一つで一貫した自然な色調で仕上がります。

　本製品は2016年4月で販売が終了しており、現在は次機種の「EyeSpecial C-Ⅲ」が販売されています。

Q02 口腔内写真撮影専用カメラでなければ撮れませんか？

A そのようなことはありません。通常のデジタル一眼レフカメラで、口腔内撮影に適したシステムを組むことができます

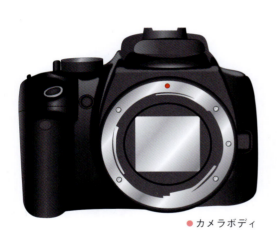
● カメラボディ

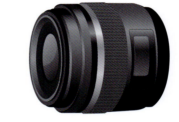
● マクロレンズ

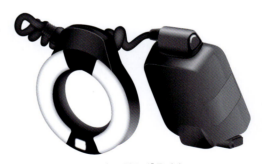
● マクロリングライト

口腔内写真撮影に適した焦点距離のレンズ（撮影者が被写体に手が届く50〜100mmのマクロレンズ）を選びます。

例：センサーサイズがフルサイズ機の場合は100mm
　　センサーサイズがAPS-Cサイズ機の場合は60mm

※センサーサイズの大きさは取扱説明書で確認してください（Q22［P.49］の図と用語解説を参照）

Q03 なぜリングライトを使うのですか？

A 正面から光を当てることができるため、均一に光が回り、発色・再現性ともに優れています

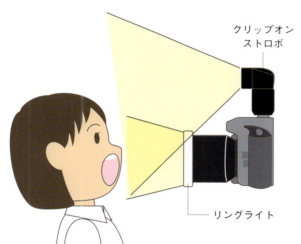

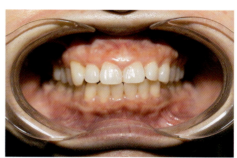

● クリップオンストロボで撮影した口腔内写真。均一に光が回らず、影ができている

　　クリップオンストロボ（カメラ上部に取り付けるタイプのフラッシュ）だと、構造上斜めから光が当たってしまうため、余計な影ができてしまいます。

Q04 カメラの設定はどうすればよいですか？

A 下記の設定を基本にテスト撮影を行い、
必要があれば適正になるよう設定値を変えます

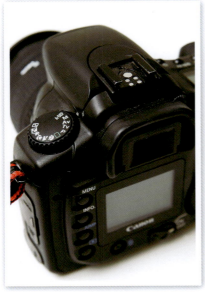

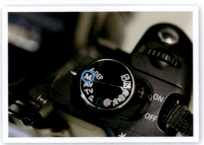

❶ カメラの撮影モードを M（マニュアル）にする

❷ カメラのシャッタースピードを1/250に設定
　※ストロボと同調できる最速のスピードを選ぶ（一般的には1/125 〜 250が多い）。使用カメラによって同調速度は違うので、取扱説明書で確認する

❸ レンズの絞り値を F32 に設定　　　　　　　　➡ Q06

❹ 記録画質を JPEG に設定　　　　　　　　　　➡ Q07

❺ ISO 感度を100に設定　　　　　　　　　　　➡ Q08

❻ ホワイトバランスをストロボに設定　　　　　➡ Q09

❼ 色空間を sRGB に設定　　　　　　　　　　　➡ Q10

❽ ストロボを ETTL に設定　　　　　　　　　　➡ Q11

院内で複数の機種のカメラを使わない

メーカーや機種によって色再現に違いがあるため、院内では1機種の使用に決めて撮影しましょう。

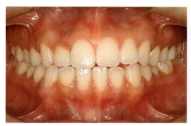
● A社 カメラ

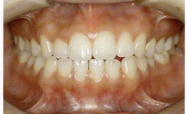
● B社 カメラ

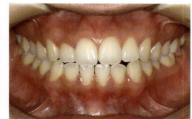
● C社 カメラ

 同じ環境で撮ることの重要性

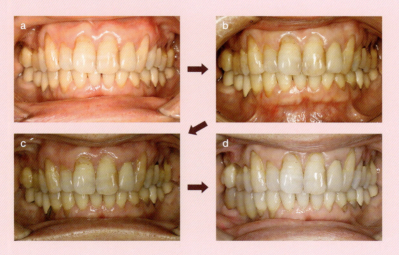

口腔内写真撮影を導入するとき、まず最初にカメラ設定を決めて、院内で統一しましょう。a～dは、筆者が以前に撮影した1人の患者さんの画像を時系列に並べたものです。このころはカメラ設定を頻繁に変えて撮っていたため、色や明るさがバラバラです。これでは、口腔内の適切な継続評価ができません。同じ環境で撮ることの意義にもっと早く気づいていれば……、と悔やまれます。

Q05 オートフォーカスを使ったほうがよいですか？

A オートフォーカスは原則使用しません。撮影倍率を固定させたまま、ピントが合う位置まで撮影者が前方もしくは後方へ移動します

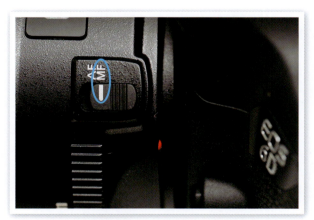

● カメラレンズは MF（マニュアルフォーカス）に設定

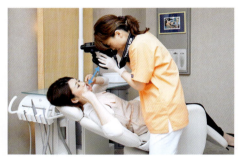

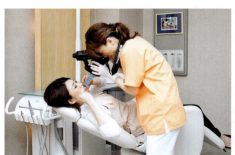

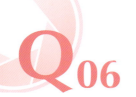

Q06 レンズの絞り値を最小絞り（F32）にするのはなぜですか？

　被写界深度（ピントが合う範囲）を深くするためです

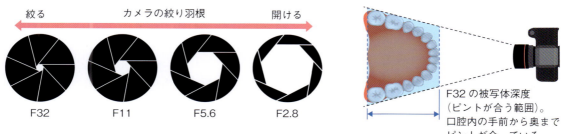

絞り値による見え方の違い
（シャッタースピードはすべて1/250）

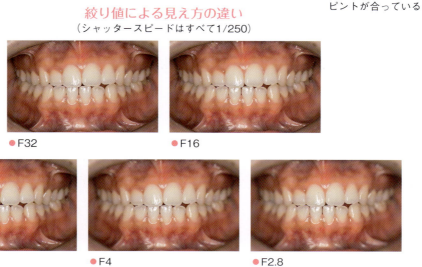

シャッタースピード1/250、絞り値F32で撮った画像は、左右とも大臼歯までピントが合っていますが、F2.8の画像はピントが犬歯あたりまでしか合っていません。

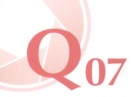

RAWとJPEGは、どちらで撮ったほうがよいですか？

A 手間がかからず、手軽に扱えるのはJPEGです

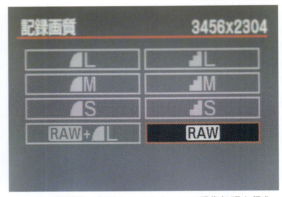

●JPEG（ラージファイン）：JPEG画像を記録する　　●RAW：撮影後、専用のソフトウェアで現像処理を行う

こだわり派はRAW？

　JPEGとRAWのどちらを選ぶかは、目指すクオリティや医院の撮影環境によって決めるとよいでしょう。
　RAWは撮影後にパソコン上で明るさや色調の調整ができるメリットが大きいのですが、現像ソフトを使用して画像を作成する知識と手間がかかります。
　一方のJPEGは、すでに画像になっていますので、よほどのこだわりがなければ、JPEGのほうが手軽で扱いやすいと思います。

RAWデータの現像

RAWデータとは、完成状態にされていない画像データであり、専用ソフトを使用することで、さまざまな構成や加工を行うことができます。

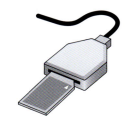

❶メニューからRAWモードを選んで撮影する（機種ごとのメニュー画面によって設定はそれぞれ異なる）

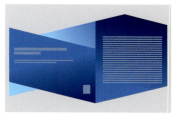

❷撮影したデータを記録した媒体をカードリーダーなどに差し込む

❸RAWデータを現像する専用ソフトウェアを起動する

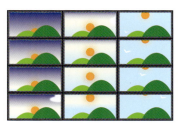

❹撮影したRAWデータファイルを読み込む

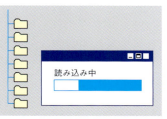

❺専用ソフトウェアで画像データを現像して、データを作成する。作成したデータの保存形式（TIFFかJPEG）を選ぶ
※一般的にはJPEGを推奨

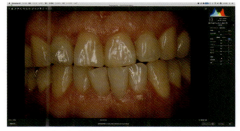

●RAWデータ 現像処理前。このままでは少し暗いので……

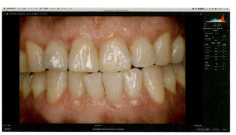

●RAWデータ 現像処理後。明るく調整した

17

Q08 ISO感度はいくつで撮影すればよいですか？

A ISO感度は100に設定しましょう

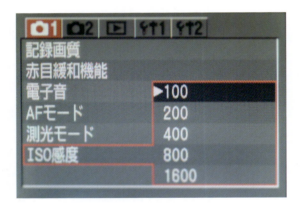

　口腔内写真撮影では、最も階調性に優れ、発色もよいISO感度100を使います。感度を上げることによって画質が粗くなりますので、口腔内写真撮影の環境では、ISO感度を上げて使う理由がありません。ISO感度を上げるのは夜景を撮るときなど、暗い環境で撮影する場合です。

Q09 ホワイトバランスは何を選べばよいですか？

A 基本はホワイトバランスの「ストロボ」を選びます

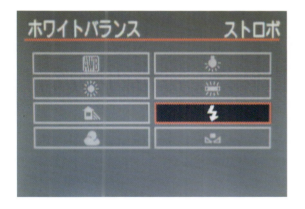
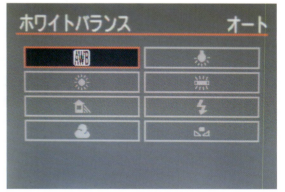

「オート」でも問題ありませんが、口腔内写真撮影の場合は、患者さんの歯や歯肉の色に影響されてバラつきが出てしまうことがあるため、筆者はおすすめしません。

より厳密にホワイトバランスを設定するには、マニュアルホワイトバランスで18％標準反射板（グレーカード）を写し、カメラに記憶させる方法があります。

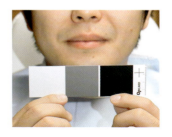

Q10 sRGB と Adobe RGB は、どちらを選べばよいですか？

A 通常は sRGB を選びましょう

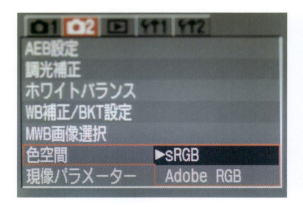 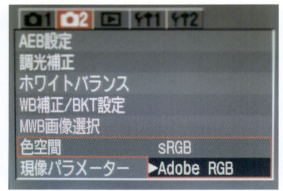

多くのパソコンやプリンタは、sRGB 環境で使用するように作られています。Adobe RGB は商業印刷向けの色空間であるため、扱いが難しく、一般的ではありません。

色空間（カラースペースともいう）は、色を秩序立てて配列する形式であり、色を座標で指示することができます。この色を数値的に規定することで、デジタルカメラ、モニター、プリンターなど、どのデバイスでも同じ色が表現できるようにしています。

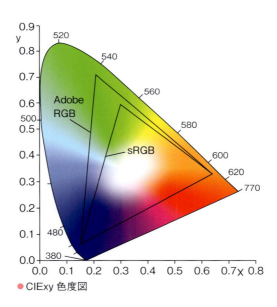
● CIExy 色度図

色空間

　ほとんどのデジタル一眼レフカメラは、sRGBとAdobe RGBという2種類の色空間を選べるようになっています。

● sRGB
　パソコンのディスプレイに合わせた色域をもち、パソコンでそのまま表示できます。プリンタもsRGBが主流で、最も一般的に使われている色空間です。

● Adobe RGB
　sRGBよりも広い色域をもちますが、それを正確に表現するには専門的な知識と高性能な機器が必要で、上級者向けの色空間です。

Q11 撮影した写真の明るさにバラつきがあります

A まず、カメラの設定を確認しましょう。 ➡ **Q04**
カメラの設定に問題なければ、次にストロボの発光量を調整します

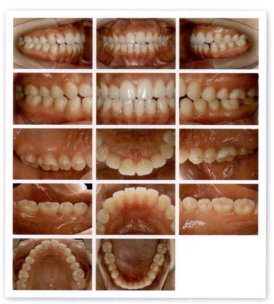

● 撮影部位により明るさが違う!?

明るさのバラつきへの対策❶
カメラ設定の確認

　14枚法などの規格写真撮影を行った際は、配列して構図や明るさのバラつきを確認する習慣をつけましょう。写真をすべて並べ、明るさにバラつきが見られる場合は、まずカメラの設定が基本設定になっているかどうかを確認します。➡ **Q04**

　下の図のように、ストロボの設定がマニュアルとオートとではずいぶん違うことがわかります。

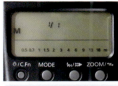

ストロボの設定が
「マニュアル」の場合

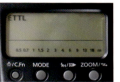

ストロボの設定が
「ETTL」の場合

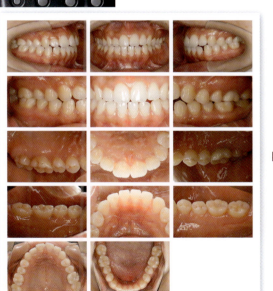

● 前歯部正面観など、近い距離で撮影した写真は明るい

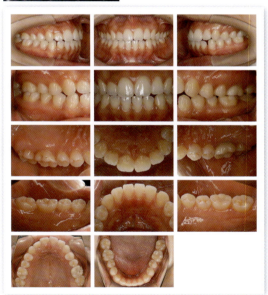

● 明るさのバラつきはほぼ見られず、統一感はあるが、前歯部正面観が他と比べてわずかに暗い

明るさのバラつきへの対策❷
ストロボの発光量を調整する

　絞り値は固定にします。ストロボはETTLを選択し、画像の明るさを見てストロボ側で発光量を調整します。
　カメラのストロボをETTLオートで撮影している場合、カメラが自動的に光量を調整してくれて便利ですが、倍率や撮影角度、その他のさまざまな条件に応じて常に最適な光量を調整してくれるとは限りません。このような場合、ストロボの調光補正をしましょう。調光補正とは、カメラが判断したストロボの発光量の増減を指示し、ストロボの光量の補正を行う機能です。たとえば、調光補正で＋1.0EVと設定すると、1段分明るくなるように発光し、画像にも反映されます。

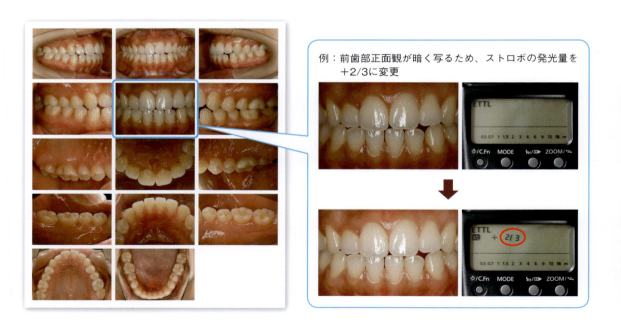

例：前歯部正面観が暗く写るため、ストロボの発光量を＋2/3に変更

Q12 口腔内写真撮影では、どれくらいの明るさを選べばよいですか？

A 歯や歯肉の質感がしっかりわかる明るさを基準に露出を決定しましょう。明るすぎると白飛びしてしまい、歯や歯肉の観察ができません

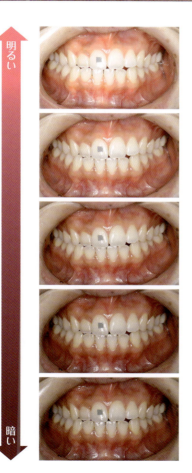

明るい ↑
↓ 暗い

口腔内写真の観察に適切な明るさとは？

　実際に目で見る明るさと同等であることはもちろんですが、歯肉の質感や歯表面の性状を細かく観察するには、少し暗めのほうが適当だと筆者は考えます。「何を、どこまで、どのように見たいのか？」によって、適当な明るさは違います。医院で話し合い、院内で統一することをおすすめします。

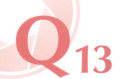

Q13 拡大観察や印刷には、どれくらいの画素数のカメラを選べばよいですか？

A 1,000万画素以上を目安に、高めの解像度を選びましょう

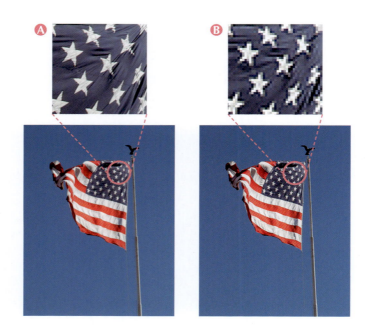

　小さいサイズで見る分には、上の写真Ⓐ、Ⓑのいずれも問題ありませんが、一部を拡大すると違いは明白です。
　画素数が高いⒶは、細かい部分を再現できるので、拡大観察やA4サイズでの印刷が可能です。
　画素数が低いⒷは、再現できておらず、拡大観察や印刷に耐えられません。

Q14 記録カードは どれくらいの容量を用意しますか？

A 使用カメラの解像度や撮影する量にもよりますが、それほど大きな容量は必要ありません

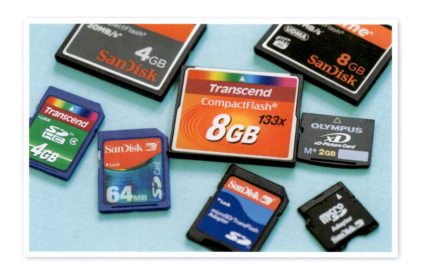

容量は、1GB（1ギガバイト）あれば十分でしょう。
14枚法で7名分ほど撮影できます。➡ **Q55**

Q15 おすすめのミラーはありますか？

A 筆者が現在14枚法で使用しているミラー一式を紹介します

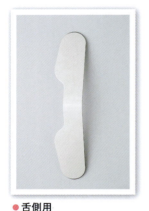

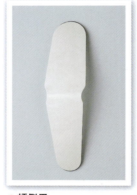

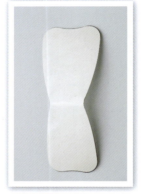

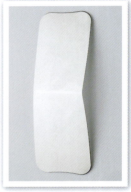

● 舌側用
臼歯舌側／口蓋側面観撮影には、中間に凹みがあるミラーが必須と筆者は考える。凹みがないと、ミラー縁が歯の切端面に当たり奥まで挿入できない

● 頬側用
頬側面観撮影で使用。両頭タイプで各々サイズが違う。口腔内の状況に合わせて、どちらか使いやすいサイズを選ぶ

● 咬合面ワイド L
こちらも両頭タイプで名々サイズが違う。片頭タイプで14枚撮影法を行う場合は、咬合面観と前歯部舌側／口蓋側面観とで2つのミラーが必要だが、これなら1枚で済むので便利

● 咬合面ワイド LL
ワイドLと同じ用途で使用。幅広のミラーが頬粘膜の圧排に役立ち、使いやすい。中間に凹みがなく平面であるため、写真に切れ目ができずに美しい仕上がりになる

　すべてYDMの口腔内撮影ミラー（高硬度ステンレス鋼、反射率約85％）を使用しています。高硬度ステンレス鋼は、一般的なステンレス鋼に比べて硬度が高いため、傷がつきにくく、像の歪みが少ないと聞いています（ミラーの取り扱い ➡ **Q53**）。中央が屈曲しているのが特徴ですが、これが把持のしやすさに効いていると実感しています。これらのミラーは、DVD『これでできる！　歯科衛生士のための口腔内写真撮影法』（ジャパンライム）の実演でも使用しています。

ミラーの素材による光反射率の違い

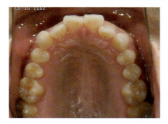
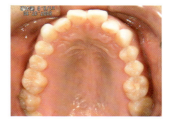

- ステンレス製のミラーで撮影
- ガラス製のミラーで撮影

ミラーの幅や形状による仕上がりの違い

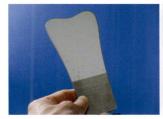
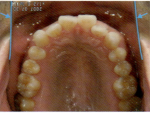

- 横幅が狭いミラー
歯列弓に沿った形状で、前歯部分は細くなっている。そのため、ミラーの写り込みはあるが、観察に必要な部分が撮れているので問題はない

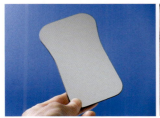
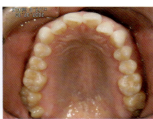

- 横幅が広いミラー
横幅の広いミラーは頬粘膜の圧排に役立つという利点がある。また、ミラーの写り込みが少ないので、背景がきれいに見える

 参考例：撮影ミラーを選ぶ際の目安

- 求める画像の明るさや美しさで選ぶ
　ガラス製ミラーは光の反射率が高いため、明るい画像を得ることができます。
- 扱いやすさで選ぶ
　ガラス製ミラーは、落としたりぶつけたりすると割れる心配があります。どのような道具も慎重に丁寧に取り扱うことは当然ですが、初めて撮影を導入する際など自信がなければ、ステンレス製で慣れるのも手でしょう。
- 持ちやすさで選ぶ
　さまざまなデザインのミラーがあるので、把持しやすく操作が簡単かどうかなどで選ぶのもよいでしょう。デンタルショーなどで実際に触れて、日ごろから情報を得ておきましょう。

1章 設定

2章 撮影

3章 取り扱い

4章 活用・管理

Q16 おすすめの口角鉤はありますか？

A 14枚法を撮るなら、カーブが深いものやフック型など、正面観撮影用・側方面観撮影用・咬合面観撮影用で3種類あると便利です

筆者が現在14枚法撮影で使用している口角鉤一式

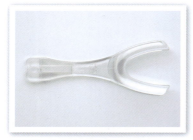

● クリーンリトラクター
（日本歯科工業社）
側方面観撮影で使用。正面観撮影で使うものと比べてカーブが深く、U字型の形状をしており、大臼歯を露出させるのに便利

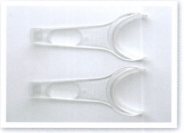

● Wリトラクター（サンフォート）
珍しい両頭タイプの口角鉤。半円形部は正面観や小児の側方面観撮影などに、フック部は咬合面観撮影に使い分ける

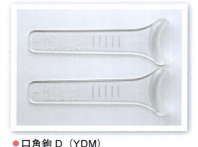

● 口角鉤D（YDM）
小児用と咬合面観撮影用の2WAYSとして出されている。通常のフック型よりも幅広だが、咬合面観撮影の邪魔にならず、口唇と頬粘膜をほどよく圧排できる。患者さんから「持ちやすい」と好評

　口角鉤はたくさんの種類が販売されており、選択に悩むところですが、筆者が現在使用している上記に示す口角鉤は、どれもベーシックで扱いやすいと思います。筆者は口腔内に挿入する際の滑りやすさも重視しています。
　半円形部の横幅の長さやカーブの深さで写り方が変わりますので、チェックしましょう。

例：口角鉤の横幅やカーブの深みと写り方の違い（正面観撮影）

　いずれも歯とある程度の歯肉粘膜は写っており、口角鉤の違いによる是非はありません。使い分けるとすれば、口腔内の大小や粘膜の観察範囲で選ぶというところです。

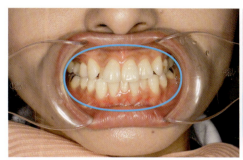 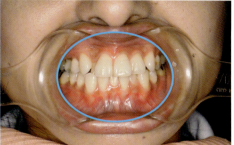

例：口角鉤のカーブの深みと写り方の違い（側方面観撮影）

　カーブが浅い口角鉤では、臼歯を十分に露出することができません。筆者は側方面観撮影には、カーブが深い口角鉤が必須だと考えます。

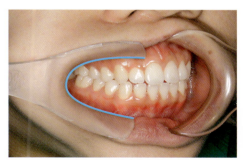 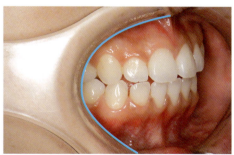

● カーブが深い口角鉤　　　　　　● カーブが浅い口角鉤

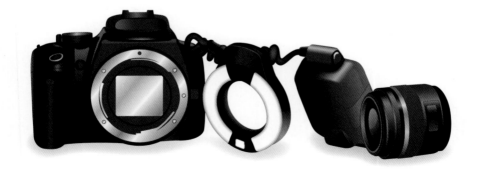

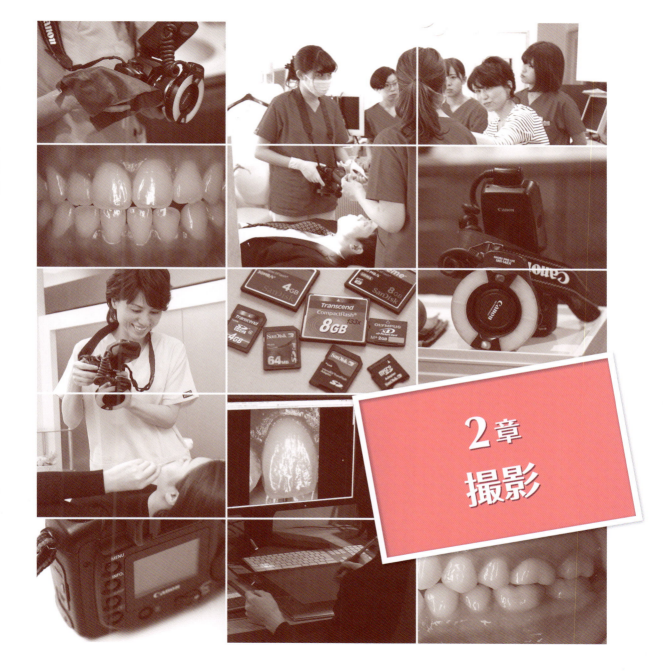

2章 撮影

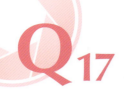

Q17 患者さんに撮影を嫌がられたり疑問をもたれたりすることが多く、困っています

A 口腔内撮影がなぜ必要か、患者さんに伝わっているでしょうか？
口腔内写真には、患者さんが知って得する情報が満載です！

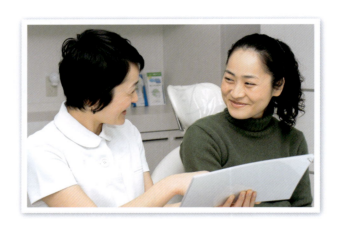

　　口腔内写真は患者さんの利益に繋がることを明快に説明できなければ、撮影への同意は得られません。
　なぜ、何のために、誰のために必要なのでしょうか？
　学会をはじめとする、公の場で発表するためではいけません。歯科医師と画像を用いてカンファレンスを行うなど、画像を誰とどのように使うのか、事前に必ず撮影の目的を説明しましょう。
　なお、患者さんと常に画像を共有することは必須です。撮影後はすみやかに患者さんにお見せすることを習慣にしましょう。➡ **Q45、Q57**

口腔内写真撮影がなぜ必要か？

- 歯表面の状態（傷はないか？　初期のむし歯の疑いはないか？）
- 歯ぐきの状態（歯ぐきが下がっていないか？　その原因は？）
- 咬む力の評価（咬む力や方向は適切か？　ヒビが入っていないか？）

眼で診る検査と写真の資料を組み合わせることで、
より正確なお口の状態の情報を得ることができます。
また、歯科医師・歯科衛生士が写真を用い時間をかけて観察し、
さまざまな視点でより精度の高い治療計画を立てることが可能です。

写真は患者のみなさまの利益（成果）に繋がります。
当院はこのような思いで、
治療前やさまざまな時期に口腔内写真撮影をいたします。
写真はみなさまに必ずフィードバックし、
明快な治療説明などに役立てております。
なにとぞご理解いただき、
撮影の際はご協力賜りますようお願い申し上げます。

○○歯科医院

● 待合室など、目につくところに説明書を掲示する

Q18 規格性のある口腔内写真とは、どのようなものですか？

A 口腔内の経時変化を評価しやすいよう、撮影倍率や撮影部位を揃えた写真のことを、筆者は口腔内規格写真と考えています

5枚撮影法

撮影倍率が一定で変更する必要がなく、初めての撮影におすすめの撮影方法です。

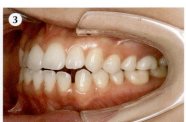

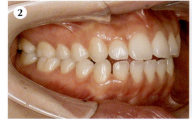
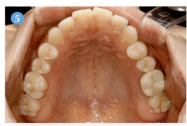
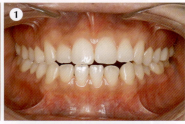

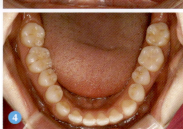

※数字は撮影順の例、●はミラー反転

口腔内規格写真には、上下左右あわせて14通りの撮影部位があります。患者の状況や医院の方針によって撮影部位の組み合わせは違い、「5枚撮影法」もしくは「14枚撮影法」などの組み写真があります。

14枚撮影法

あらゆる角度から口腔内の情報を多く得ることができる撮影方法です。

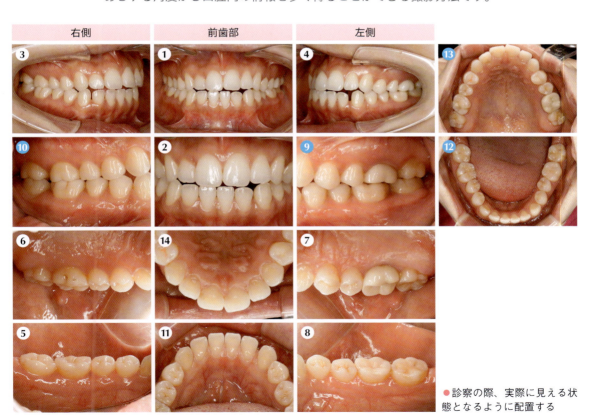

● 診察の際、実際に見える状態となるように配置する

Q19 規格性がないと、何か問題がありますか？

A メインテナンスで継続的なリスク評価を行うのに、規格性が必要です。同じ構図で経時変化を観察し、評価を続けるための重要な資料となります

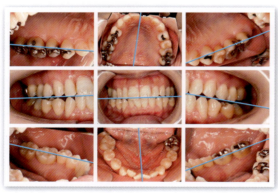

●初診時

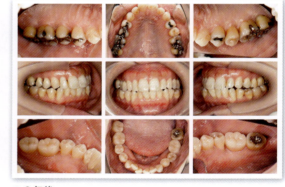

●3年後

　同じ構図で、色調と明るさが揃っている画像でなければ、口腔内の状態を適切に比較して評価することができません。

　上の口腔内写真は、同じ患者さんの初診時（左）と3年後（右）です。しかし、カメラ設定・構図とも規格が違うため、色調や歯の大きさが違っており、とくに側方面観は口腔内の状態の変化を比較することは困難です。

Q20 口腔内規格写真の構図とポイントを教えてください

A まず、各撮影部位の撮影倍率と構図を覚えましょう。撮影のポイントはほぼ同じで規則的です（DVD参照）

正面観、正面観前歯部拡大
撮影者からの視点：患者さんの顔角度 右10°

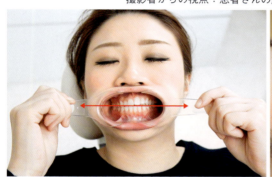
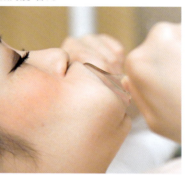

● 咬合平面と一直線になるよう口角鉤を左右対称に引き、前方に膨らませるように持ってもらう

○ ピントを合わせる位置

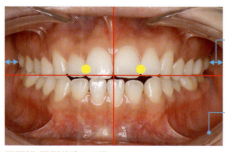

左右頬粘膜の隙間を同等に揃える

上下左右の口角鉤を均等にする

正面観 撮影倍率1/2倍
● 咬合平面を画面中央に、1|1の中央もしくは上唇小帯を真中に位置づける

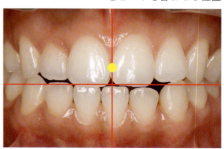

正面観前歯部拡大 撮影倍率1/1.2倍
● 咬合平面を画面中央に、1|1の中央もしくは上唇小帯を真中に位置づける

右側方面観
撮影者からの視点:患者さんの顔角度 左20°

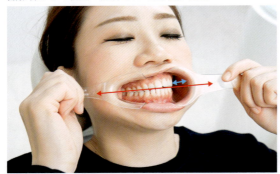

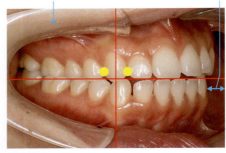

口角鉤の写り込みを最小限にする

頬粘膜を膨らませてスペースをつくる

- 左側の口角鉤は前方に軽く膨らませ緩めに持って、右側の口角鉤は臼歯部方向に大きく引いてもらう

撮影倍率1/2倍
- 咬合平面を画面中央に、$\frac{3|}{3|}$あたりが真中にくるよう配置する

左側方面観
撮影者からの視点:患者さんの顔角度 右50°

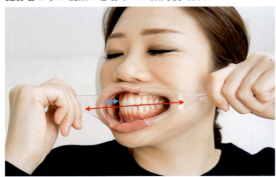

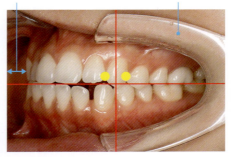

頬粘膜を膨らませてスペースをつくる

口角鉤の写りこみを最小限にする

- 右側の口角鉤は前方に軽く膨らませ緩めに持って、左側の口角鉤は臼歯部方向に大きく引いてもらう

撮影倍率1/2倍
- 咬合平面を画面中央に、$\frac{|3}{|3}$あたりが真中にくるよう配置する

右下臼歯舌側面観
撮影者からの視点：患者さんの顔角度 右10°

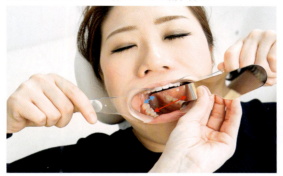
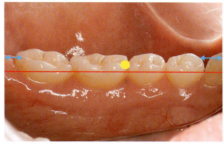

● ミラーの先端は右下最後臼歯からできるかぎり離す。ミラーを反対側まで開き、|5 6 あたりの咬合面の上にミラー縁が接するよう位置づける

撮影倍率1/1.2倍、ミラー使用
● 咬合平面を画面中央に、|4|近心と|7|遠心を各々の画面端までの距離が同等になるように配置する

右上臼歯口蓋側面観
撮影者からの視点：患者さんの顔角度 右10°

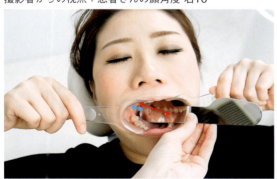
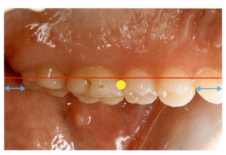

● ミラーの先端は右上最後臼歯からできるかぎり離す。ミラーを反対側まで開き、左上小臼歯あたりの咬合面の上にミラー縁が接するよう位置づける

撮影倍率1/1.2倍、ミラー使用
● 咬合平面を画面中央に、|4|近心と|7|遠心を各々の画面端までの距離が同等になるように配置する

● ピントを合わせる位置

左上臼歯口蓋側面観
撮影者からの視点：患者さんの顔角度 右20°

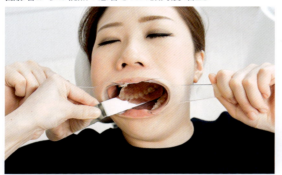

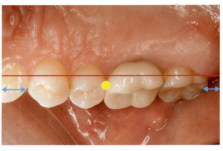

- ミラーの先端は左上最後臼歯からできるかぎり離す。ミラーを反対側まで開き、右上小臼歯あたりの咬合面の上にミラー縁が接するよう位置づける

撮影倍率1/1.2倍、ミラー使用
- 咬合平面を画面中央に、4近心と7遠心を各々の画面端までの距離が同等になるように配置する

左下臼歯舌側面観
撮影者からの視点：患者さんの顔角度 右20°

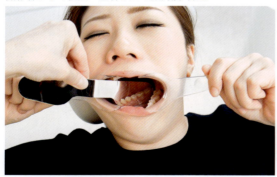

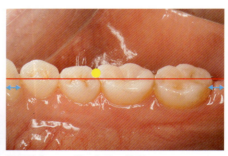

- ミラーの先端は左下最後臼歯からできるかぎり離す。ミラーを反対側まで開き、6 5あたりの咬合面の上にミラー縁が接するよう位置づける

撮影倍率1/1.2倍、ミラー使用
- 咬合平面を画面中央に、4近心と7遠心を各々の画面端までの距離が同等になるように配置する

左側頰側面観
撮影者からの視点：患者さんの顔角度 正面

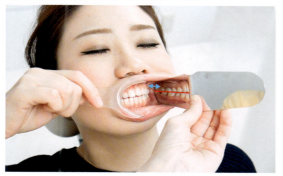

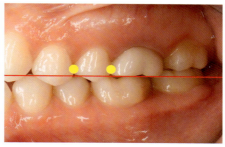

撮影倍率1/1.2倍、ミラー使用
- 咬合平面を画面中央に位置づけ、$\frac{7}{7}$遠心が写るように配置する。手前（前歯部）が大きく奥（臼歯部）が小さく写らないよう注意する

- ミラーの先端を最後臼歯からできるかぎり離す。撮影者と向き合うよう、ミラーを左側の方向へできるかぎり引いて、中央に歯列が写るように配置する

右側頰側面観
撮影者からの視点：患者さんの顔角度 右50°

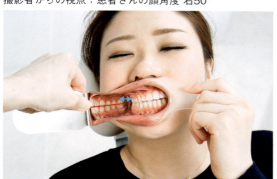

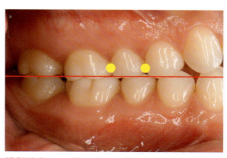

撮影倍率1/1.2倍、ミラー使用
- 咬合平面を画面中央に位置づけ、$\frac{7}{7}$遠心が写るように配置する。手前（前歯部）が大きく奥（臼歯部）が小さく写らないよう注意する

- ミラーの先端を最後臼歯からできるかぎり離す。撮影者と向き合うよう、ミラーを右側の方向へできるかぎり引いて、中央に歯列が写るように配置する

●ピントを合わせる位置

下顎前歯部舌側面観
撮影者からの視点：患者さんの顔角度 右10°

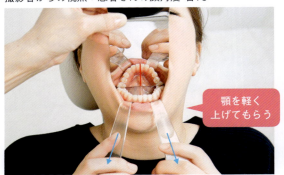

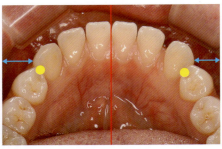

● ミラーの先端を $\overline{65|56}$ 辺りに軽く当てて固定する。撮影者と向き合うよう、ミラーを上方向へ大きく開き、中央に正中を配置して、前歯部舌側が見えるよう調整する

撮影倍率1/1.2倍、ミラー使用
● $\overline{1|1}$ の中央を画面中央に位置づけて、$\overline{3|3}$ の遠心から画像の端までの距離を揃えるよう配置する

下顎咬合面観
撮影者からの視点：患者さんの顔角度 右10°

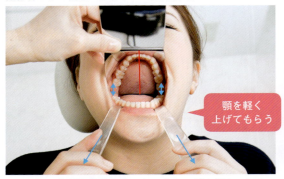

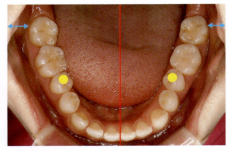

● ミラーの先端を最後臼歯からできるかぎり離す。ミラーの非撮影面を上顎のすべての歯に預けるように軽く当てて固定し、中央に正中が配置されるよう位置づけする

撮影倍率1/2倍、ミラー使用
● $\overline{1|1}$ の中央を画面中央に位置づけて、$\overline{7|7}$ の遠心から画像の端までの距離を左右均等に揃えるよう配置する

上顎咬合面観

撮影者からの視点：患者さんの顔角度 右10°

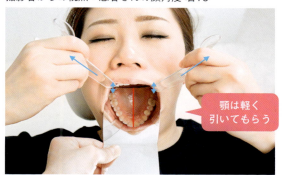

顎は軽く引いてもらう

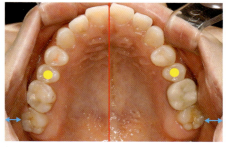

撮影倍率1/2倍、ミラー使用

- ミラーの先端を最後臼歯からできるかぎり離す。ミラーの非撮影面を下顎のすべての歯に預けるように軽く当てて固定し、中央に正中が配置されるよう位置づけする

- 1|1の中央を画面中央に位置づける。7|7の遠心から画像の端までの距離を、左右均等に揃えるよう配置する

上顎前歯部口蓋側面観

撮影者からの視点：患者さんの顔角度 右10°

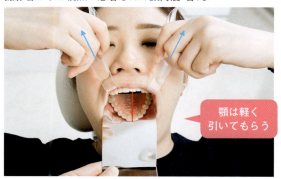

顎は軽く引いてもらう

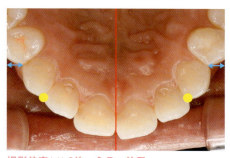

撮影倍率1/1.2倍、ミラー使用

- ミラーの先端を、6 5|5 6あたりに軽く当てて固定し、撮影者と向き合うよう、ミラーを下方向へ大きく開き、中央に正中を配置して、前歯部口蓋側が見えるよう調整する

- 1|1の中央を画面中央に位置づける。3|3の遠心から画像の端までの距離を揃えるよう配置する

● ピントを合わせる位置

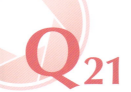

Q21 規格性のある口腔内写真の撮影倍率は？

A 撮影倍率とは、被写体の実際の大きさと、センサーに写る大きさの比率です

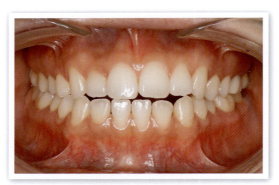

● 1/2倍。口腔内全体を撮影する倍率

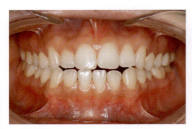

● 正面観

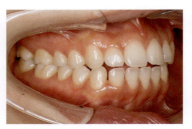

● 側方面観

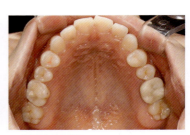

● 上下咬合面観

規格性のある口腔内写真で用いられる主な撮影倍率は、「1/2倍」と「1/1.2倍」です。
1/2倍は、歯が実際より半分（1/2）の大きさで写る撮影倍率で、正面観など口腔内全体を撮影するときに用います。1/1.2倍は、歯4～5本を撮影するときに用いる倍率です。実際の大きさで写したいときは、等倍で撮影します。

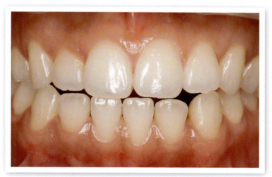
● 1/1.2倍。歯4～5本を撮影する倍率

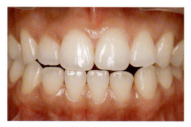
● 正面観前歯部拡大

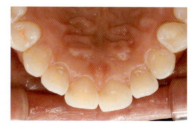
● 前歯部舌側／口蓋側面観

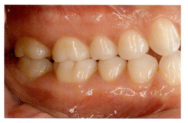
● 左右頰側面観

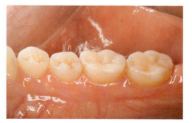
● 左右臼歯舌側／口蓋側面観

Q22 カメラが違っても、同じ大きさで撮影する方法は？

A フルサイズとAPS-Cサイズとではセンサーサイズが違うため、同じ大きさに写すには倍率の補正を行う必要があります

　まずは、使用するカメラのセンサーサイズを取扱説明書で確認しましょう。フルサイズのカメラであれば補正の必要はありません。つまり、1/2倍で撮りたいものは、そのまま1/2倍の設定で撮影します。

　APS-Cサイズのカメラを使用する場合は、フルサイズと比べセンサーサイズが小さいため、同じ倍率で撮影すると約1.6倍大きく写ってしまうので、それを考慮した倍率の補正が必要になります。下の表を参考に、1/2倍で撮影するものは1/3、1/1.2倍で撮影するものは1/2に設定しましょう。

● 同じ大きさで撮影するための倍率目安

フルサイズの撮影倍率	1	1/1.2	1/2	1/3
APS-Cサイズのカメラレンズの補正値	―	1/2	1/3	―
実際の撮影倍率	1.0	0.83	0.5	0.33

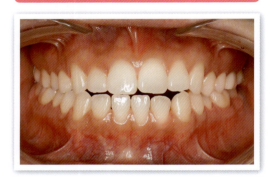

1/2倍

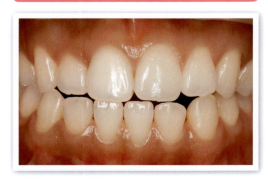

1/1.2倍

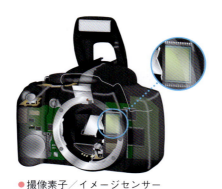
●撮像素子／イメージセンサー

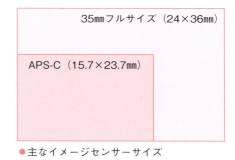
●主なイメージセンサーサイズ

フルサイズ
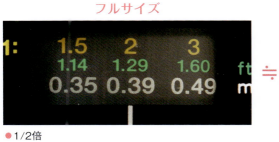
●1/2倍

APS-C サイズ
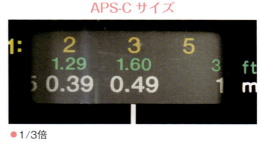
●1/3倍

フルサイズ
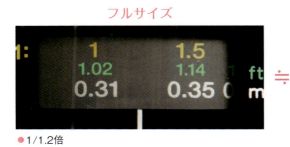
●1/1.2倍

APS-C サイズ
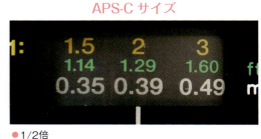
●1/2倍

Q23 チェアーの照明は点けたままで撮影しますか？

A 被写体から遠く離れた距離に、照明を位置づけます。
撮影者が照明を遮らないようなポジションを見つけましょう

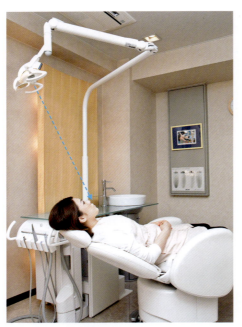

●照明の位置①　患者さんの頭上から照明

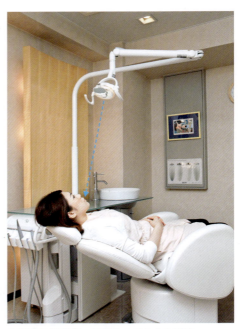

●照明の位置②　患者さんの左から照明

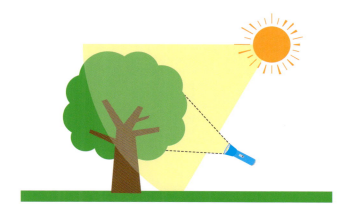

チェアーの照明は使わないほうがよいって本当？

　チェアーの照明が写真の仕上がりに与える影響を心配して、照明を点けずに撮影を行う方が多くいますが、遠く離れた位置からの照明であれば、ほとんど影響はないと考えます。露出計で計測してみたところ、照明有無による数値の違いはみられず、私たちが日常の臨床で行う口腔内写真撮影への影響はほぼありません。

　口腔内写真撮影で用いるストロボの光は太陽光に類するほど強く、しかも撮影では近い距離から口腔内に瞬間光として当てます。そのなかに、それより弱い照明の光が遠くから当たっていても、弱すぎて感じることができません。たとえるなら、直射日光の当たっている部分に、弱い光の懐中電灯を当てても見えないことと同じです。

ピント合わせを優先するなら、照明が必要

照明を当てずに撮影を行おうとすると、口腔内が暗くてピントを見つけることが難しく、結果としてピントが合わず、像がボヤけた写真となります。このような写真では、観察に用いることができません。よって、筆者は口腔内写真撮影には照明が必要だと考えます。

Q24 咬合面観をうまく撮れません

A 次の点を確認しましょう

- 口角鉤は小さいタイプですか？　　　　　　　　　➡ Q16
- ユニットの高さと角度は撮りやすい位置ですか？
- 患者さんの顔角度は右10°で撮影者と向き合っていますか？
- 患者さんの顎の位置は適切ですか？　➡ Q20（P.44〜45）
- カメラのレンズを覗きながら構図を決めていませんか？

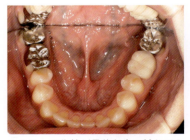

- ミラーの先端が最後臼歯に触れており、実像が写り込んでいる　➡ Q25

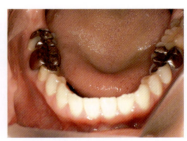

- 構図と撮影方向がよくない。咬合面観撮影では、咬合面や切端面が写るような構図となるため、下顎前歯唇側面が見えることはない　➡ Q26

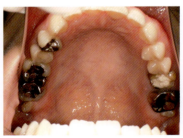

- 上顎前歯が切れている。ミラーを把持する指が見えている。開口量が不十分で、実像が写り込んでいる

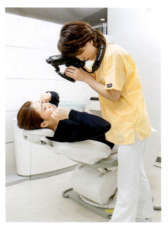

●撮影ポジション①
ユニット背板を60°ほど倒す

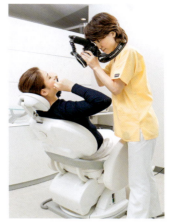

●撮影ポジション②
ユニット背板を20〜30°ほど倒す

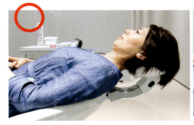
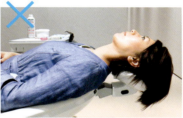

●ヘッドレストの角度は、口腔内の処置に適しているポジションと、口腔内写真撮影とでは違う。そのため、後者の場合は、ヘッドレストの角度をつけないほうがよい

患者さんにどれだけお口を開けてもらえるか

　これが咬合面観撮影の成功の鍵を握ります。患者さんの開口度を決める条件は、ヘッドレストの角度を含むユニットのポジショニングや口角鉤の大きさ、そして患者さんのリラックス具合です。➡ Q31

ユニットポジションを決めるコツは「決めつけない」こと

　患者さんの体型や撮影者の身長と使用カメラの作業距離など、さまざまな条件によって撮影しやすいユニットの位置は変わります。ポジションを決めつけず、臨機応変に設定しましょう。たとえば、肉厚で体格のよい男性や小さなお子さんの場合は、撮影ポジション②のほうが撮りやすいと思います。

口角鉤による開口量の違い

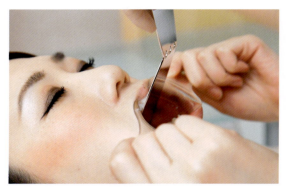
● 正面観用口角鉤を使用した場合の開口量

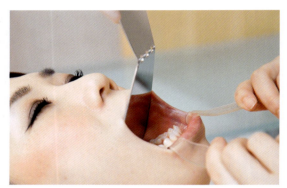
● 小さなフック型口角鉤を使用した場合の開口量

 口角鉤を変えるだけで、咬合面観撮影がうまくなる!?

　撮影セミナーの相互実習にて、「咬合面観撮影が難しい」という声をよく耳にします。その様子を見ると、ほとんどの方が大きな口角鉤を使って撮影しています。
　咬合面観撮影では、口腔内に大きなミラーを挿入しますが、それだけでも患者さんにとっては苦しいことです。そこに、大きな口角鉤が加わり、頬粘膜を左右に引っ張られてたら……。十分に開口することなど、できません。
　「どれだけお口を開けてもらえるか」
　これが咬合面観撮影の成功の鍵です。大きなミラーと小さな口角鉤の組み合わせが適切です。道具を変えるだけで克服できることもあるのです。

➡ **Q16**

撮影者の目（カメラのファインダー）と
ミラー像がまっすぐに向き合うポジショニング

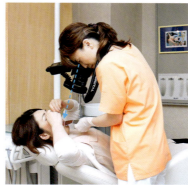
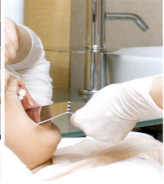

● 上顎咬合面観撮影
患者さんの顔角度：
右10°
患者さんの顎：
軽く引いてもらう

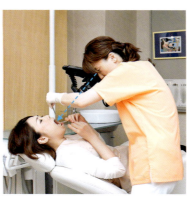
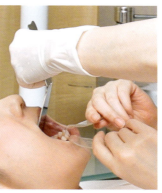

● 下顎咬合面観撮影
患者さんの顔角度：
右10°
患者さんの顎：
軽く上げてもらう

カメラのファインダーを覗くのは最後！ 撮影の直前！

　最初から、カメラのファインダーを覗きながらミラーの位置調整を行おうとすると、構図がわからなくなり、時間もかかってしまいます。まず、自分の目でミラーに映っている構図を整え、位置が決まったら、そこで初めてファインダーを覗きましょう。
　最後にもう1度構図を確認して整え、ピント合わせを行い、シャッターボタンを押します。

55

Q25 咬合面観撮影のとき、実像が写り込みます

A ミラーの先端を、最後臼歯から十分に離しましょう

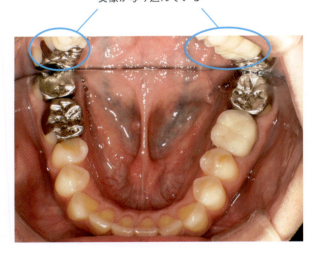
実像が写り込んでいる

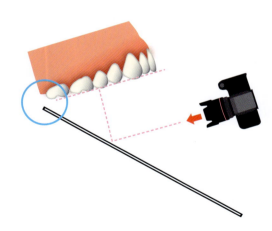

最後臼歯からミラーの先端を離すことを意識せずとも、次のような方法によってしっかり撮影できます。

　ミラーを口腔内の奥まで挿入したら（細かな操作法は DVD 参照）、ミラーの非撮影面を撮影部の反対側（上顎なら下顎、下顎なら上顎）のすべての歯（前歯切端と臼歯咬合面）に預けるように軽く当てて固定します。ミラー非撮影面をすべての歯面にベッタリと密着させるような感じです。

例：下顎咬合面観撮影

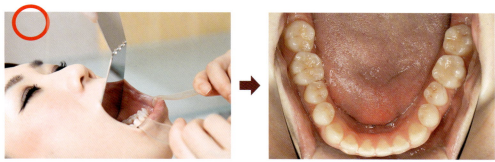

● ミラーの非撮影面が上顎のすべての歯に密着している。ミラーが下顎撮影側から十分に離れており、実像が写り込まずに適切な構図で撮れている

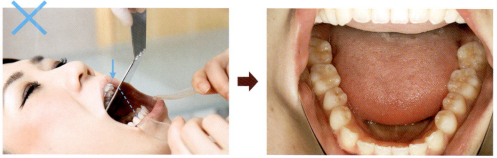

● ミラーの非撮影面が上顎の前歯に密着しておらず（左図矢印）、ミラーの先端が最後臼歯に近い。ミラーが下顎撮影側に近いため（左図点線）、下顎咬合面を上からまっすぐ見られる構図で撮れていない

Q26 上下咬合面観と前歯部舌側面観の違いは何ですか？

A 咬合面観撮影は「咬合面」が見えるように、前歯部舌側面観撮影は「舌側面」が見えるように撮ります

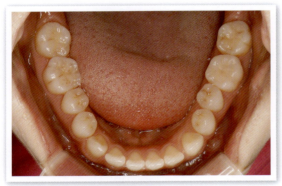

● 下顎咬合面観：咬合面と切端面が見えるように撮影する

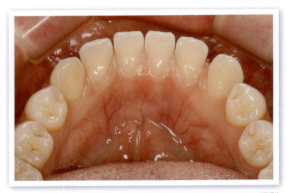

● 下顎前歯部舌側面観：前歯部舌側面が見えるように撮影する

各々の撮影部位の名称から、その撮影の意味を理解する

筆者は、各撮影部位の名称の意味を自分なりに理解して撮影しています。上の写真のように、意味を理解して撮影するか否かでも、上達が違います。

上顎咬合面観撮影	下顎前歯部舌側面観撮影
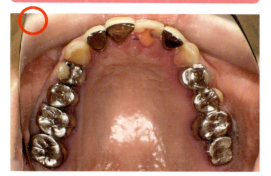	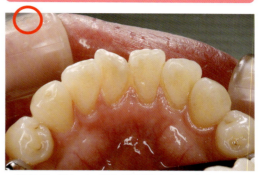
●歯の歪みがなく、観察者に対してまっすぐに写って見えるので、観察しやすい	●観察者に対して、前歯部舌側面がまっすぐに写って見える。必要な前歯部の情報を得られる
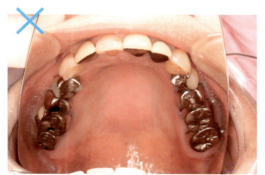	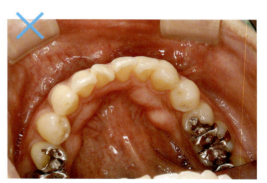
●とくに臼歯が奥にいくほど小さく写っており、歯が歪んで見える。上と比べて、前歯部は唇側面の写り込みが目立つ	●咬合面観撮影の構図とほぼ同じになっており、前歯部舌側面が見えない

　　上の写真は、それぞれ同じ患者さんから、口腔内の同じ部位を撮ったものですが、構図による見え方の違いは明白です。すべての撮影部位には意味があり、得られる情報は違います。この撮影部位ではどこをどのように見たいのか？　それを明確に意識して構図を考えましょう。

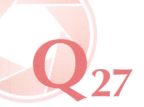

Q27 咬合面観撮影のとき、口唇粘膜で歯が隠れてしまいます

 A 口角鉤の位置が適切ではない可能性があります

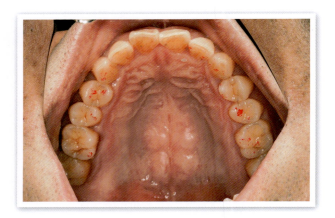

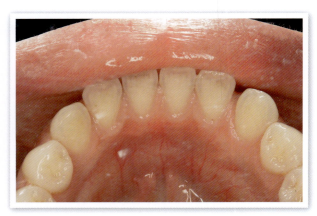

上顎咬合面観

左右に口唇粘膜が写り込み、最後臼歯咬合面に被っている。

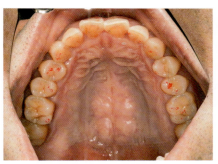
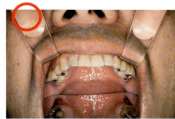
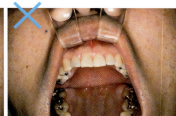

● 口角鉤は上顎の犬歯あたりに装着し、左右斜め方向に引く。ミラーの幅と同じ程度に大きく引いてもらうとよい
※上顎咬合面と前歯部口蓋側面観では、口角鉤の引き方が変わる

➡ **Q20（P.45）**とDVD参照

下顎前歯舌側面観

口唇が前歯切端面に被っている。

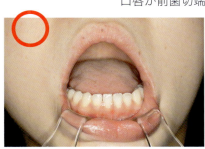
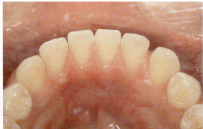
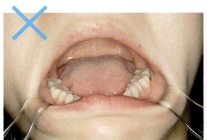
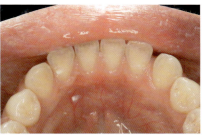

➡ **Q20（P.44）／Q16（口角鉤D）**

Q28 ミラーを使う撮影が苦手です

A ポイントは次の3つです

- 操作しやすいミラーの持ち方(順手、逆手など)を見つける
- 最後臼歯からミラー先端をできるかぎり離す
- 歯列からミラー全体をできるかぎり離す

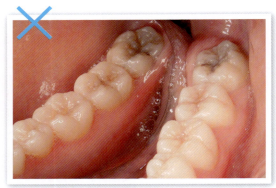

●例1:左下臼歯舌側面観

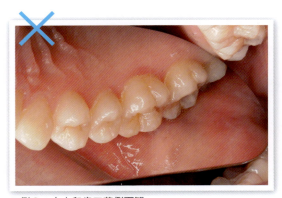

●例2:左上臼歯口蓋側面観

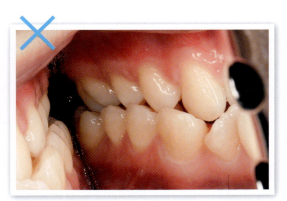

●例3:左側頬側面観

ミラーを使う撮影の手順とポイントを記憶しよう

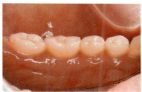 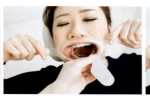 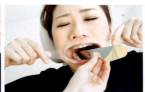 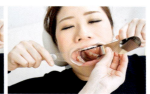

● 右下臼歯舌側面観

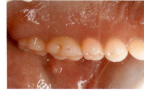 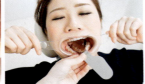 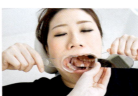

● 右上臼歯口蓋側面観

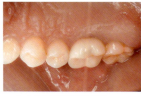 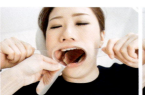 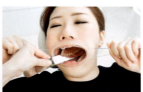

● 左上臼歯口蓋側面観

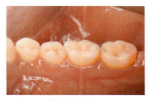 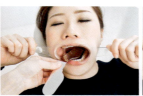 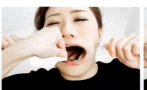 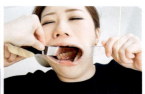

● 左下臼歯舌側面観

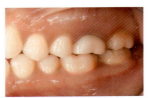

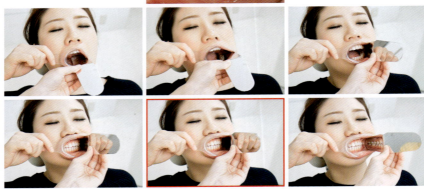

● 左側頬側面観

Point ミラーを口腔内に挿入したら、まず、ミラーの先端を最後臼歯からできるかぎり離す。ミラー先端の位置はそのままで、次にミラー全体を左側の外方向へできるかぎり開く。軟らかく伸びる頬粘膜にのみミラーを当てると（骨には絶対に触れない！）、思った以上にミラーを開くことができる

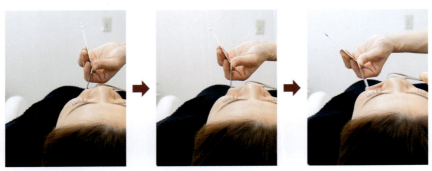

● 患者さんの頭上から見たミラーの位置と角度

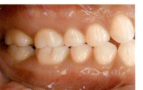

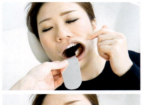 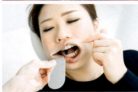 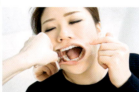

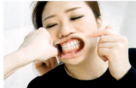 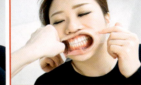 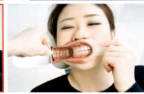

● 右側頰側面観

Point ミラーを口腔内に挿入したら、まず、ミラーの先端を最後臼歯からできるかぎり離す。ミラー先端の位置はそのままで、次にミラー全体を右側の外方向へできるかぎり開く。軟らかく伸びる頰粘膜にのみミラーを当てると（骨には絶対に触れない！）、思った以上にミラーを開くことができる

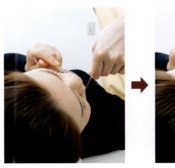 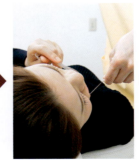 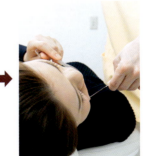

● 患者さんの頭上から見たミラーの位置と角度

65

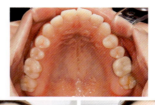

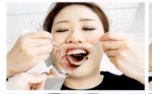
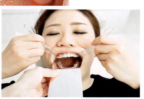

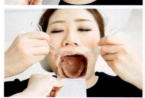
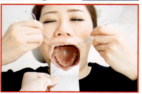

●上顎咬合面観
Point ミラーの先端を、上顎の最後臼歯からできるかぎり離す

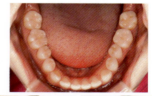

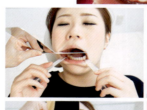
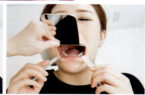

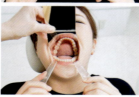
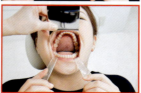

●下顎咬合面観
Point ミラーの先端を、下顎の最後臼歯からできるかぎり離す

こんなとき、どうする？ 「歯列がミラーの中央に映らない」

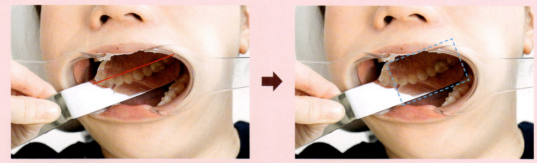

● 歯列がミラーの中央に収まり、ミラーの縁と平行になっている

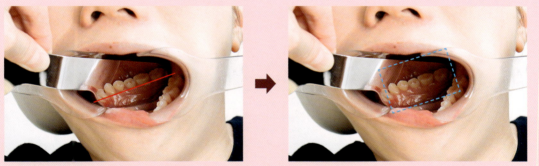

● 歯列がミラーの中央に収まっているが、ミラーの縁と平行でなく斜めになっている

　臼歯口蓋側面・舌側面観撮影のとき、口腔内が狭く、ミラー挿入が不十分な場合などは、歯列をミラーの中央に収め、ミラーの縁と平行になるように位置づけることが困難です。

　そのようなときは、ファインダー枠のなかで歯列が中央に収まるようにカメラを傾け、ミラーのなかの像が平行になるように切り取れば問題ありません。

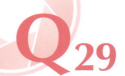

Q29 どうしても実像が写らないように撮るべきですか？

A 観察部位が適正な構図で写っており、「見て使える」写真、つまり目的が果たせていればよいでしょう

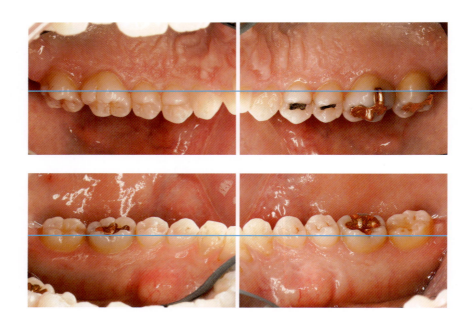

　上の写真は、実像やミラーが写り込んでいますが、並べてみると咬合平面が平行に揃っており、構図も適切で、問題なく観察できます。
　口腔内写真撮影は、「診査する、患者さんに見せる、気づいて行動してもらう」目的を果たすための手段です。その目的を達成できる写真であれば、実像の有無にこだわる必要はないと筆者は考えます。舌の大きさや厚み、口を大きく開けられないなど、実像が写り込む口腔内の状況は多々あります。 ➡ **Q32**

Q30 叢生で正中がズレている場合は、どこを中心にしたらよいですか？

A 上唇小帯を画像の中央に位置づけて撮影します

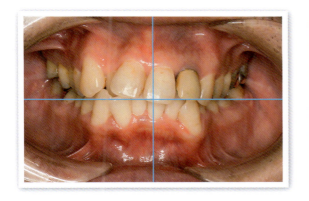
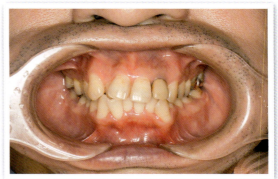

　上唇小帯が必ず正中にあるとはかぎりませんが、筆者は歯より上唇小帯のほうがズレは小さいと考え、ここを基準にしています。念のため、患者さんの顔全体を遠くから眺めて、鼻筋から上唇小帯と歯を順に拝見し、その方の顔の中央の基準をおおよそ決めてから撮影するようにもしています。

　このような基準を院内で共有していれば問題ありませんが、念のために鼻筋・上唇小帯・歯を繋げたラインがわかるように、倍率を上げた正面観を1枚追加で撮影しておくとよいでしょう。

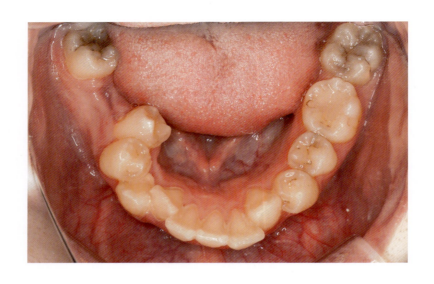

その他、叢生などで基準がわかりにくい場合

　たとえば、上のような傾斜歯と欠損歯が混在している場合の臼歯舌側面観撮影の構図を考えてみましょう。基本は通常の構図と同様に、咬合平面を画面中央に位置づけることを意識して撮ります（欠損歯が多い場合の基準 ➡ **Q37**）。

　しかし、左下と違って右下臼歯は叢生のため、位置づけが難しいです。したがって、まず咬合面を目視して、各々の歯の位置関係（4番と7番は同じラインに並んでいるが、5番は大きく外れており、舌側に倒れている）を確認し、舌側面から撮影した場合の咬合面の見え方などを想像しておきます（5番の咬合面はほぼ撮影者のほうに向いている）。こうして、前もって撮影構図をイメージしておけば、いざ撮るときにも迷いが少なくて済みます。撮影後は画像の中央に線を引き、撮影構図の自己評価をするとよいでしょう。

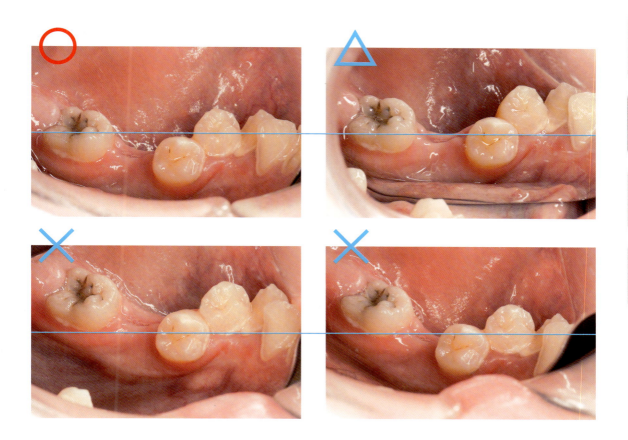

その他の例

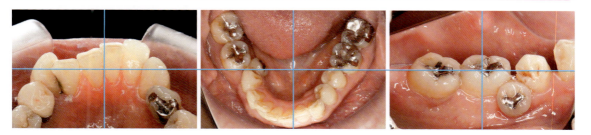

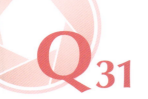

Q31 嘔吐反射がある方や苦しがる方への対応は？

A 緊張するような空気感をつくっていませんか？
撮影者の緊張や焦りは患者さんに伝わります

考えられる嘔吐反射の原因は、体もしくは心の緊張です。下記を参考に、撮影前にできるだけ緊張を解いておきましょう。

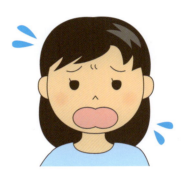

- 首に無理な負荷がかからないヘッドレストの角度にする（P.53参照）
- 同じ姿勢でいると体が強ばるため、撮影と撮影の間に肩の上げ下げや体を揺らすなど、こまめに動いてもらう
- 撮影中の苦しさは、足先を天井に向けたり足指を開いたりして、紛らわしてもらう
- 緊張して呼吸を止める方がいるので、ゆっくりと深く呼吸することを意識してもらう
- 撮影中は常に声をかける
「鏡を入れますね〜」、「少し動かします〜」、「ピントを合わせてますよ〜」など、一連の流れを口に出すような声かけを行う
- 患者さんを焦らせない。撮影者は慌てない
- ミラーの挿入や一連の操作をスムーズに行い、口腔内でミラーを動かす時間を最短にする
- あまりつらければ、本日は撮影をしないことを約束する

Q32 顎関節症などで口を大きく開けられない方の撮影はどうしたらよいですか？

A 患者さんに負担がかかりそうなら、無理に撮る必要はありません

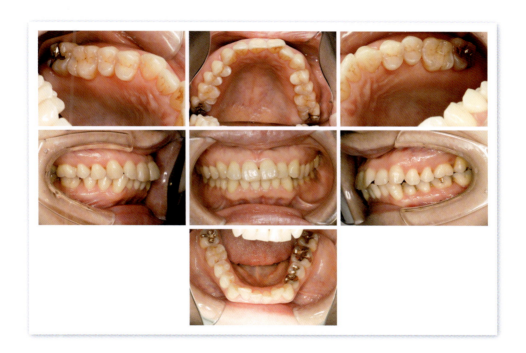

　上は、顎関節症の方の写真です。患者さんの同意のもと撮影を行いました。
　ミラーを口腔内に挿入する撮影部位はやはり難しく、途中で撮影を終えましたが、患者さんに負担を強いていたのではないかと改めて感じます。患者さんが最優先ですから、規格撮影にこだわりすぎず、時には撮らない選択をすることも必要です。

Q33 下顎咬合面観撮影のとき、舌の位置はどこがよいですか？

A 次のいずれかの方法を順に行い、患者さんが苦しまずに咬合面を写せる方法を選びます

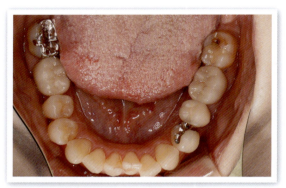

❶患者さんに何も指示せず、そのままの位置で撮る

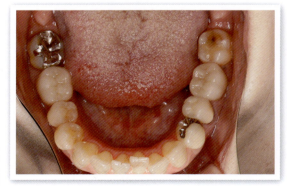

❷舌尖を舌下小丘あたりに置く（舌全体が下に沈む感じ）

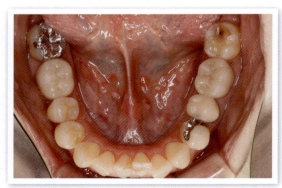

❸舌尖を軟口蓋あたりに、力を入れずに軽く置く

臨機応変に考える

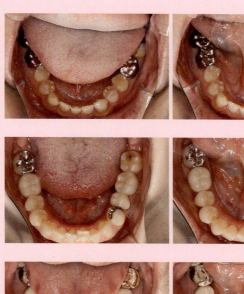

● Aさん

● Bさん

● Cさん

　3名の写真を見てみましょう。左の写真はいずれも何も指示せず、通常の舌の位置のままで撮影したものです。一方、右の写真は舌尖を軟口蓋に付けるように指示して撮影したものです。

　AさんとCさんは、指示前は舌が臼歯咬合面を覆っており、指示後のほうがよいことは明白ですが、いま思えばAさんには❷の方法が適していたのかもしれません。Aさんの右の画像を見ると、挙上した舌に引っ張られるかのようにお口が閉じ気味になり、そのため撮影構図があまりよくありません。舌の大きいAさんには、❸の方法は苦しかったことと思われます。

　Bさんの指示後の写真は、左と比べて $\overline{7}$ に舌が多少被っており、指示前の❶の方法がよいことがわかります。

　このように、口腔内のさまざまな条件により、どの方法がよいかは違います。まずは何も指示せず撮り、その後は臨機応変に対応しましょう。

Q34 舌癖がある方の撮影はどうしたらよいですか？

A 筆者は、舌癖を正さずに、そのままの様子を撮影しています

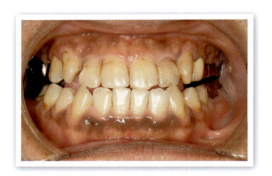

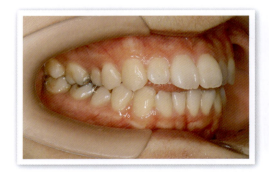
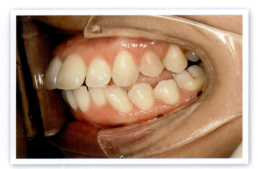

　舌癖の習慣によって歯の移動が生じたのか、隙間があるから舌をそこに置いてしまうのか。舌癖を正さずにそのままの様子を撮影した写真は、診断の資料としても重要ですし、患者さんに現状を知っていただき、悪習慣を改善する口腔衛生教育の場面でも役立ちます。

Q35 1回の撮影で何分かかりますか？

A 時間にはこだわりませんが、技術の向上や患者さんの
ストレス軽減を考えるなら、5枚法は3分、14枚法は10分が目安です

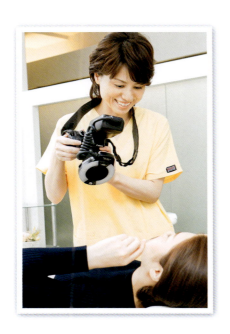

　短時間での撮影を目指す最たる理由は、患者さんのストレス軽減です。超ハイスピードで撮れても、口腔内へのミラーの出し入れが雑では不快感を与えてしまいますし、相手を思いやる言葉かけの1つもない撮影では、苦痛や緊張を与えかねません。

　和やかな雰囲気のなか、写真を1枚撮るたびに声かけをしながら、かつ手際よく行う、コミュニケーションを重視した撮影なら、多少時間がかかっても、患者さんへの負担はそれほどなく、気持ちよく協力いただけるでしょう。

[**スピーディで手際のよい撮影のコツ**]

❶ユニットのポジションを決めておく

　撮影の間、ユニットと撮影者のポジションを、一度も変更しなくてよい位置を見つけておきましょう。

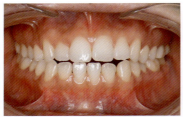
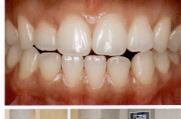
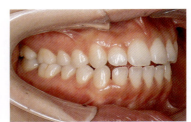
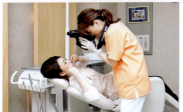
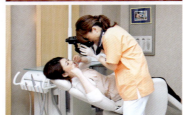
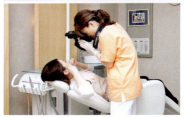

❶正面観　　❷正面観前歯部拡大　　❸右側方面観

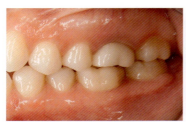
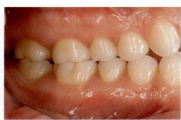
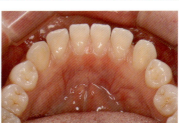
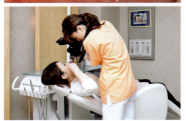
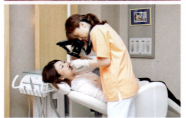
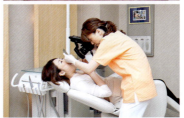

❾左側頬側面観　　❿右側頬側面観　　⓫下顎前歯部舌側面観

❷撮影順を決めておく

　倍率変更やミラー挿入を行う際は、そのつどに動きが止まってしまいます。できるだけ止まる回数が少なくて済む撮影順（下記参照）を決めておきましょう。

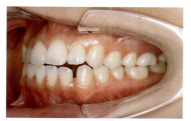
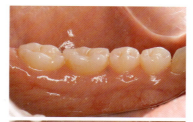
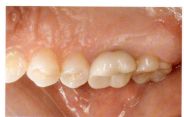
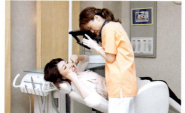
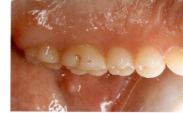
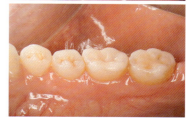

❹左側方面観

❺右下臼歯舌側面観（上）
❻右上臼歯口蓋側面観（下）

❼左上臼歯口蓋側面観（上）
❽左下臼歯舌側面観（下）

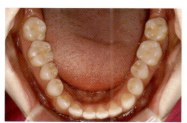
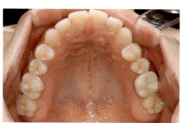
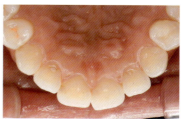
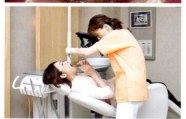
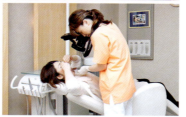
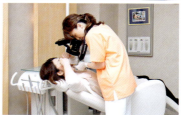

⓬下顎咬合面観

⓭上顎咬合面観

⓮上顎前歯部口蓋側面観

Q36 義歯を装着している方の撮影部位は、どうしていますか？

A まずは義歯装着なしで5枚撮影法を行い、そのあと義歯装着した正面観を1枚撮ります

例：通常の記録法

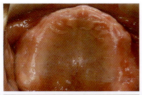
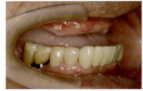
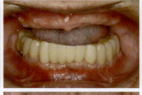
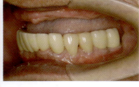
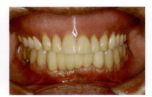
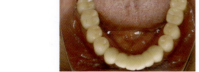

● 義歯装着なしの5枚撮影法＋義歯装着ありの正面観1枚

たとえば、上顎総義歯の患者さんの場合、義歯装着なしで5枚撮影法を行った後、義歯装着した正面観1枚を追加撮影して、計6枚を通常の撮影部位としています。あとは要所で、義歯装着有無それぞれを5枚法で撮影します。

例：要所で追加する記録法

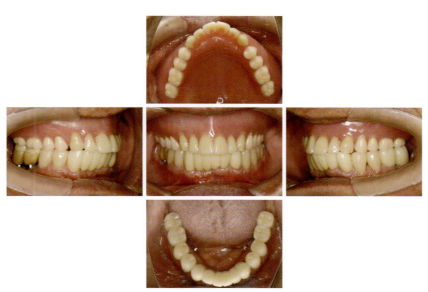

● 義歯装着ありの5枚撮影法。義歯装着の有無による口腔内の違いを患者さんにお見せする場合などに役立つ

Q37 欠損歯が多い場合、どこを基準に撮ればよいですか？

A 欠損部に「歯がある」と仮定して、通常の規格撮影を行います

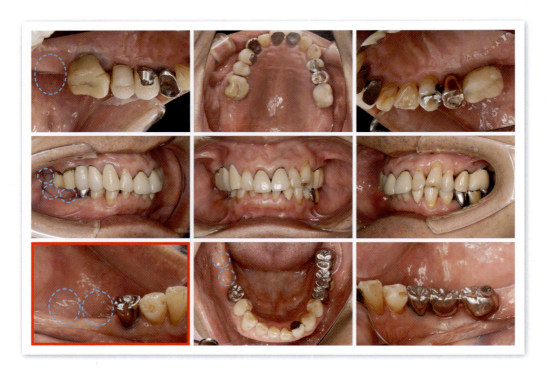

　上の方の場合、7|と7̄6̄があることを想像して（青点線）、撮影構図を決めました。しかし、改めて評価すると、右上臼歯口蓋側面観は、7|遠心から画面端までのスペースが不足していますし、右下臼歯舌側面観は、仮想咬合平面が画面中央より下にあるため、構図のバランスがよくないことがわかります。➡ **Q20（P.41）**

欠損歯が多いと顎堤のカーブに惑わされ、そこに視点が集中してしまい、撮影構図が歪む傾向があります（例：P.82の右下臼歯舌側面観の写真［赤枠］）。
どのような場合でも、咬合平面を画面中央に位置づけるような構図で撮影しましょう。

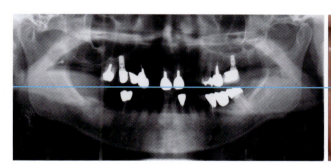
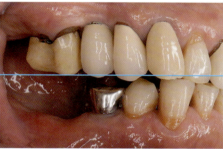

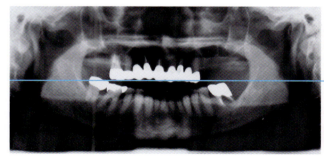
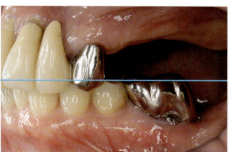

Q38 側方面観撮影の構図が統一できません

A 側方面観とはどのような構図を指すのか医院で確認を行い、共通の認識をもちましょう

側方面観撮影と頬側面観撮影の構図は違います。➡ **Q20（P.40、43）**
　まず、そこを明確にして医院で共有することから始めましょう。どちらを撮るのか、どちらも撮るのか、統一しておくことも重要です。

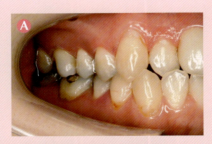

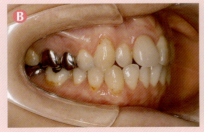

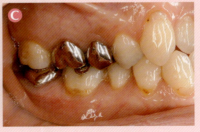

上の🅐～🅒の写真は同じ患者さんですが、撮影者が違います。
撮影構図がバラバラですが、一体どれが側方面観でしょうか？

　●答えはP.85下にあります

側方面観撮影のポイント

犬歯もしくは第1小臼歯が中央に位置するように、被写体と撮影レンズが平行になる角度で、非撮影側の側切歯と犬歯が半分ほど見える構図だと、バランスがよくなります。

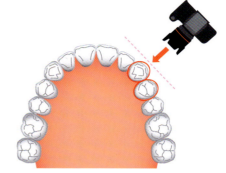

● 被写体と撮影レンズの角度

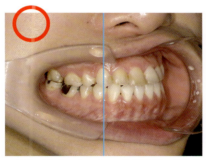

● 犬歯が中央にきており、非撮影側の側切歯あたりが半分ほど見える構図でバランスがよい。撮影側と撮影レンズが平行であるため、どの歯も歪みなく真正面から写っている

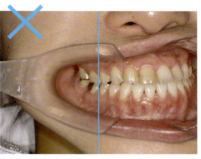

● 第2小臼歯あたりが中央にきており、非撮影側の第1小臼歯まで写っている。肝心の撮影側は、臼歯が斜めに歪み、奥にいくほど小さく見える

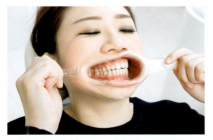

● 撮影者の目線で見る右側方面観撮影

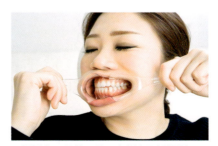

● 撮影者の目線で見る左側方面観撮影

● 答え：B

Q39 側方面観撮影で最後臼歯まで写すには、どうしたらよいですか？

A 次の3点を確認しましょう

- 患者さんの顔角度と撮影構図　➡ Q20（P.40）
- 口角鉤の種類　　　　　　　　➡ Q16
- 口角鉤の位置と引く方向（DVD参照）

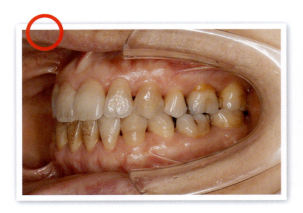
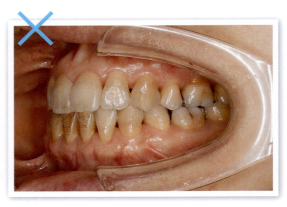

たとえば、口角鉤は最後臼歯に被らない方向へ引きましょう。口角鉤の位置や引き方により、適切な構図で撮影できないことがあります。

口角鉤の位置が適切かどうか、患者さんは自身で見ることはできません。咬合平面と口角鉤の中央線が一直線に繋がるように、撮影者が手を添えて誘導しましょう。

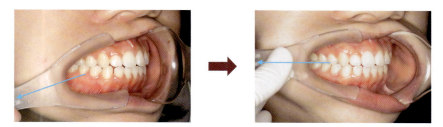

側方面観撮影で、最後臼歯まで写すことにこだわらない

　筆者は、画像診断において側方面観写真と頰側面観の観察の見所を明確に分けて考えており、側方面観撮影で最後臼歯まで写すことをこだわりません。

　たとえば、側方面観の写真は全体像を把握するもので、上下の咬合接触関係や歯肉の厚みと前歯から臼歯までの歯頸部曲線の連続性有無などをみています。頰側面観写真は、通常はまっすぐに眺めることができない臼歯をすべて写す構図ですから、この写真で最後臼歯を観察しています。

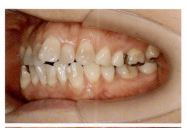 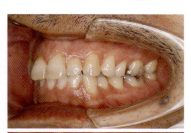 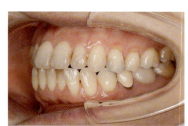
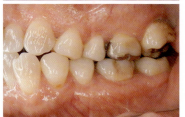 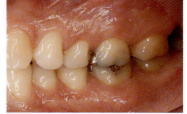 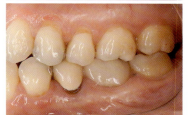

Q40 正面観撮影で、画像が歪んで写ります

A 咬合平面と撮影レンズが平行になっていません。
平行になるよう、患者さんに顎を上下に動かしてもらいましょう

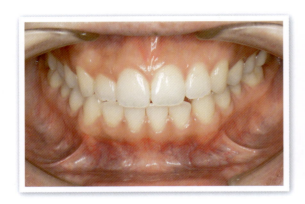 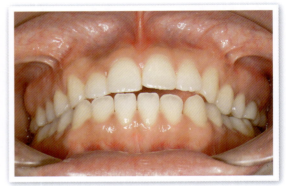

咬合平面と撮影レンズの位置

　自分では平行のつもりでも、そうでない場合が多いため、必ずスタッフ同士で相互確認しましょう。

患者さんの顎の位置

　平行になるよう、患者さんに顎を上下どちらかに動かしてもらいます。目視で平行に見えることが確認できたら、カメラのファインダーを覗き、微調整して構図を決めます。

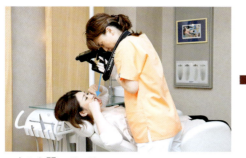 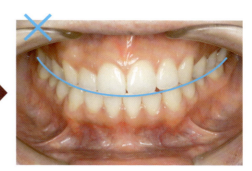

● 上から覗いている

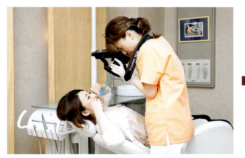 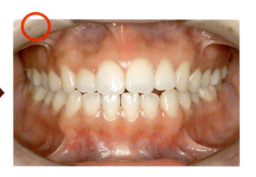

● 平行

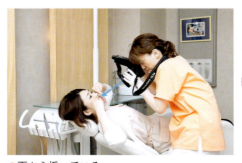

● 下から煽っている

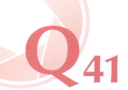

Q41 正面観撮影で、画像の中心がズレたり傾いたりします

A 画像の四隅に目を配りましょう。方眼線を引いたフォーカシングスクリーンを交換取り付けできるカメラなら、それを活用するのも手です

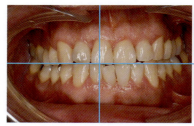 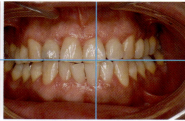 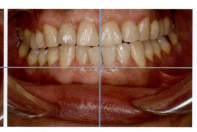

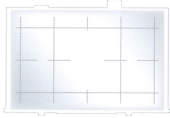 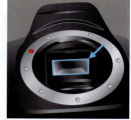 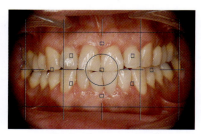

● 方眼線を引いたフォーカシングスクリーン。構図の垂直や水平決めを楽に行うことができる

● フォーカシングスクリーンを使って撮影する際、ファインダーから見える像（イメージ）

　　ポジションも関係します。撮影者と対面するよう、10°ほど右へ、患者さんに向いてもらいましょう（DVD参照）。
　　慣れないうちは、ファインダーを覗き、画面の中央に1点集中しがちです。画像の四隅に目を配り、全体を見る習慣をつけましょう。それが身につくためにも、練習あるのみです。

Q42 唾液処理はどのタイミングで行いますか？

A 唾液は画像観察を妨げますので、撮影前と撮影構図が変わるたびに、吸引とエアー乾燥による唾液処理をこまめに行います

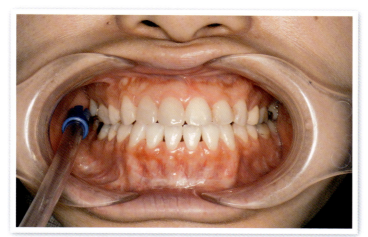

● サライバエジェクター（プレミアムプラスジャパン）を用いると便利

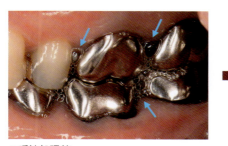

● 唾液処理前

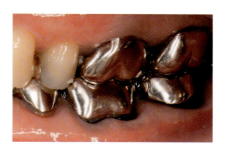

● 唾液処理後

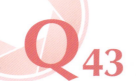

Q43 8番まで萌出している場合、規格の撮影倍率では歯が画面に収まりません

A 規格通りの撮影倍率でまず1枚、8番まで収まるように倍率を下げてもう1枚撮ります

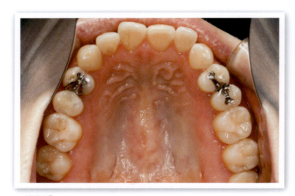

● 撮影①

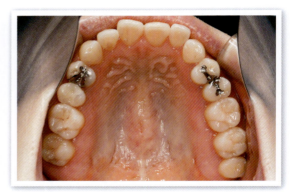

● 撮影②

　撮影①は、規格どおりの撮影倍率1/2倍で撮ったものですが（➡ **Q21**）、8̲が画面に収まりきれず、切れてしまっています。

　撮影②は、8̲が画面に収まるように撮影倍率を少し下げて、1/2.5倍で撮ったものです。8番を含むすべての歯をケア管理していくためには、撮影②の写真が必要です。

8番まで萌出している臼歯舌側面観撮影はどうしますか？

　規格性を重視するなら、咬合面観撮影のときと同じく2枚撮ります。撮影③のように、8̲の存在は無視して、通常の撮影構図どおりでまず1枚撮ります（構図はP.42参照）。次に、撮影倍率は変えずに、撮影④のように画面に8̲が収まるような撮影構図でもう1枚を撮ります。③と④では、犬歯や小臼歯の写り具合が違ってきます。

　ところで、筆者は撮影④の1枚のみ撮影しています。④の写真では第1小臼歯が切れて写っていますが、上顎前歯部口蓋側面観に写っているので、観察や患者さんへの説明に支障がないと考えているからです。これももちろん、医院で統一していることが前提です。しかし、あくまで筆者の実際と考え方ですから、おすすめはしません。

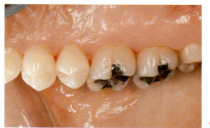
● 撮影③

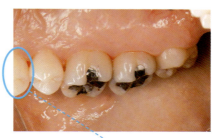
● 撮影④

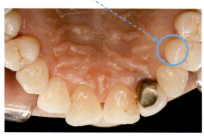
● 上顎前歯部口蓋側面観。撮影④で切れている第1小臼歯を、これで補える

「撮影倍率の統一」にこだわらないもう1つの考え方

　撮影倍率が統一していれば、誰が撮っても歯が同じサイズで写ります。これが規格性のある口腔内写真撮影の基本で、評価の継続には便利ですが、本項のアンサーのように2枚の咬合面観撮影を行うため、撮影枚数が増えます。よって、実際の撮影で筆者は②の1枚のみ撮っています。倍率の統一はなくなり、①と比べて歯が小さく写りますが、観察には問題がないのでそうしているのが正直なところです。この方法をおすすめはしませんが、どちらにせよ医院で統一することが肝心です。

　しかし、子どもの成長をみる場合の咬合面観撮影は、撮影倍率の統一にこだわるとよいでしょう。

Q44 過蓋咬合の場合は、どのように撮影しますか？

A 通常の撮影（中心咬合位で嚙む）とともに、下顎が見える程度に開口した状態の正面観撮影を1枚追加するとよいでしょう

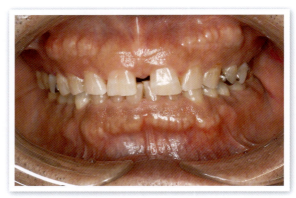

●通常の正面観

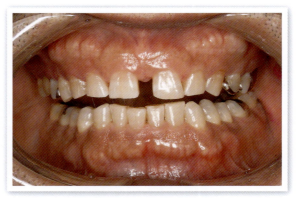

●下顎が見える程度に開口した状態の正面観。歯表面の性状などを確認するためには、必要な構図である

Q45 規格撮影以外で撮る場面を教えてください

A 筆者は、患者さんに有益な情報だと判断したときに、同意を得たうえで撮影しています

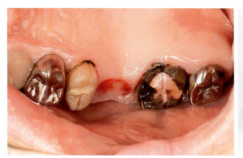
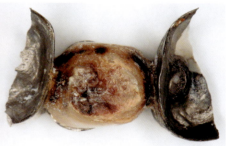

例❶：なぜ、補綴修復装置を外す必要があったのか？

　口頭で説明するより写真を見せたほうが、わかりやすくあきらかで、瞬時に納得できます（例❶）。

　規格撮影と違い、撮影構図は見せたい部分が中心にくるように位置づけます。また、大きく見えるように、撮影倍率を上げるとよいでしょう（例❷、❸）。

　遠心面など、通常の撮影用ミラーで撮影が困難な場合は、処置で使う口腔内ミラーを使用します（例❹、❺）。

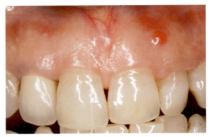

例❷：左上前歯根尖付近

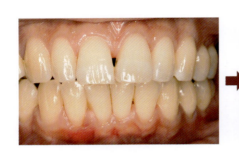 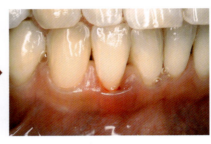

例❸：$\overline{2}$の歯肉炎症。左は通常の正面観前歯部拡大を撮影、右は$\overline{2}$を中心にした撮影

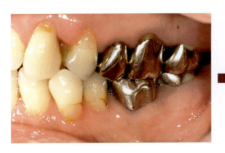 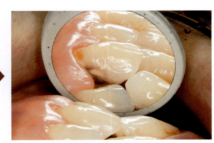

例❹：$\underline{|3}$遠心面のクラックとう蝕。通常の左側頬側面観撮影では、その様子がまったくわからない。右は口腔内ミラーを用いた撮影。遠心面の見え方がこんなにも違う

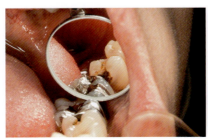 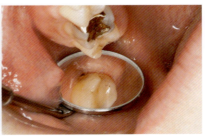

例❺：臼歯の遠心面にう蝕。撮影部位が遠くにある場合、倍率を上げる撮影では、カメラレンズが患者さんに近づきすぎて歯にぶつかる心配があるため、左のように引いて撮るとよい。説明の際は、モニター上で画像を拡大する

初期のう蝕病変や歯表面性状の変化など
細かな状況を把握したいとき

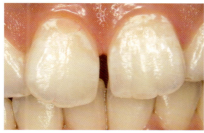 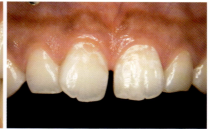

例❻：1|1歯頸部。左は等倍に近い倍率で撮影、右は通常の正面観前歯部拡大の倍率を少し上げ、被写体の後ろに黒色のコントラスターを置いて撮っている。写真の背景を黒くすると、色調や歯の形態がはっきりと浮き出て明確になり、観察しやすい

その他、舌や口唇に変化がある場合

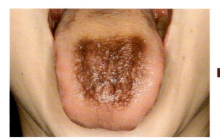 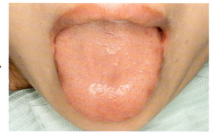

例❼：病的舌苔のうち、最も悪い状態といわれる黒苔の疑い。本人はこの状態に気づいていなかった。聞くと、発熱と咳が1ヵ月以上続いており、長期にわたり抗菌薬を服用し、体力の減退を感じていた。体調の改善と服用中止に伴い黒苔が消失したところで撮影し、本人の安心を得た

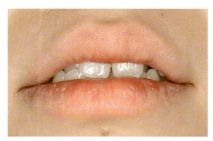 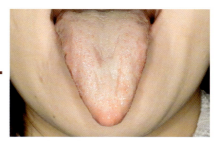

例❽：口呼吸が関与すると考えられる口腔乾燥と舌の見え方。口臭検査では、無意識での口唇の様子や舌などの写真を撮影

Q46 顔貌撮影で気をつけることはありますか？

A 次の3つに留意して撮影しましょう

- 撮影場所と距離を統一する
- 撮影構図を決める
- 目にピントを合わせる

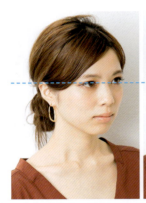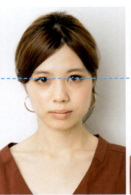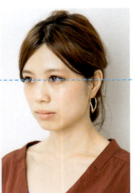 +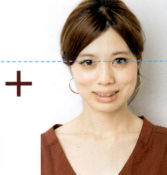

●顔撮影 基本の構図4枚（筆者の場合）

　正面と左右斜めの3枚が基本ですが、筆者は「笑顔」の正面写真を追加しています。画像を並べて目の部分に横線を引き、同じ位置になるような構図で撮りましょう。
　また、骨格などが見えるよう、髪は耳にかけてもらいましょう。

撮影場所を決めて背景を同じにする

　患者さんの背景が同じになるよう、撮影場所を決めるとよいでしょう。できれば白い壁もしくはそれに近い場所がベストです。

　背景や撮影場所といった周囲の明るさなどの条件が変わると、それによって顔色や表情などが違って見えてしまいます。

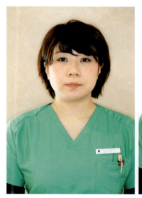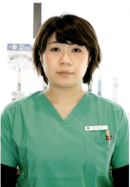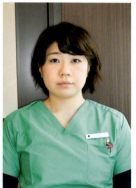

 顔撮影は必ず行う？

　医院で撮影の目的が明確なら、患者さんへの説明も明快で顔撮影の同意を得やすいと思います。たとえば、小児なら顎顔面の発育状況を、矯正なら顔貌の変化を見ることは、患者さんにも私たちにも納得できる撮影の理由があります。

　さて、筆者の医院は成人がほとんどで、顔撮影は限定的です。全顎的な補綴治療や表情筋機能運動を実施する場合など、顔撮影で「変化」を追う必要があるときだけです。つまり、目的が明確でなければ、撮る必要はないと筆者は考えます。

撮影距離を統一する

　適正な構図で写るよう、患者さんと撮影レンズの距離を決めておきましょう。毎回同じ場所で顔撮影を行えるなら、床に白テープを貼るなどして目印をつけておくとよいでしょう。また、口腔内写真撮影と同様に、患者さんと撮影レンズが水平になるよう、ポジションに気をつけましょう。

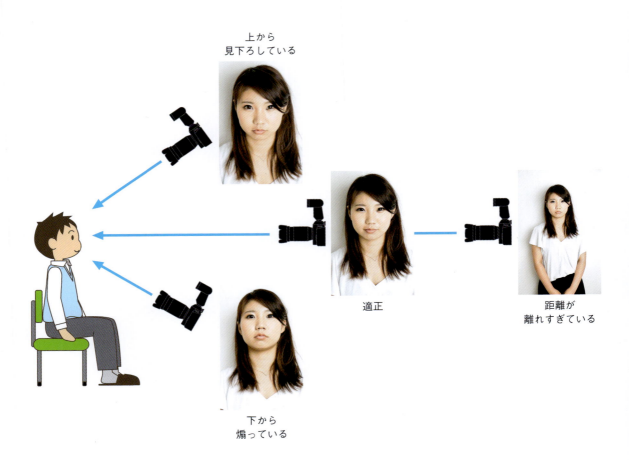

構図を決める❶

顔撮影では、カメラを縦位置に構え、写真が横ではなく縦になるよう撮影します。
影が出ないように写すため、壁にピッタリと寄り添うように立ってもらいましょう。

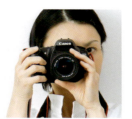

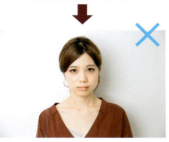

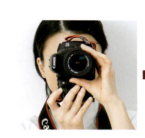

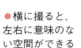

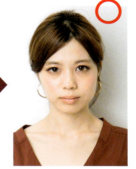

- 横に撮ると、左右に意味のない空間ができる

- 縦に写したほうが、必要な情報だけを得ることができる（構図❷を参考）

構図を決める❷

バストアップ（上半身、胸から上の部分）で、適正な範囲に収まるようフレーミングします。

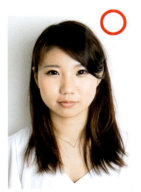
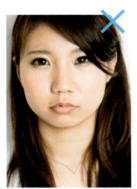
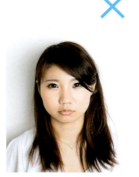
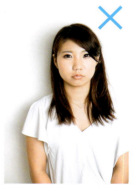

- 適正な構図
- 寄りすぎてしまい、上が切れている
- 上が空きすぎて、バランスが悪い
- 引きすぎてしまい、全体的に小さく、中心がずれている

顔撮影でのポイント❶

撮影時間帯や医院環境に左右されず、安定した顔撮影を行うには、口腔内写真撮影と同様に、ストロボ光を使いましょう。

● **各光源の色温度目安**（単位：ケルビン）

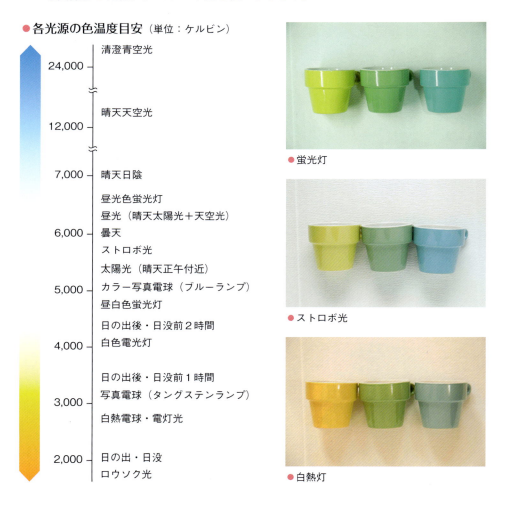

ケルビン	光源
24,000	清澄青空光
12,000	晴天天空光
7,000	晴天日陰
	昼光色蛍光灯
	昼光（晴天太陽光＋天空光）
6,000	曇天
	ストロボ光
	太陽光（晴天正午付近）
5,000	カラー写真電球（ブルーランプ）
	昼白色蛍光灯
	日の出後・日没前2時間
4,000	白色電光灯
	日の出後・日没前1時間
3,000	写真電球（タングステンランプ）
	白熱電球・電灯光
2,000	日の出・日没
	ロウソク光

● 蛍光灯

● ストロボ光

● 白熱灯

　色には温度があり、色温度によって見え方は違います。同じ「白」でも、白熱電球の光は赤く見えたり、蛍光灯の光は青みがかって見えたり、光源によって変化します。

ちょっとしたひと手間や工夫で、顔をきれいに写せる！
フォトグラファー片山達治のワンポイントアドバイス

**顔撮影のときは、ホワイトバランスを
AWB（オートホワイトバランス）にする**
院内の撮影環境によって画像の色が悪いときは、ホワイトバランスの設定をAWBにして、色の補正をカメラに任せてみるとよい。

三脚を使う
カメラを固定できるので、アングルをしっかり決められる。

撮影前に手鏡を渡して、セルフチェックの機会を設ける

壁や天井が白いときは、リングストロボではなく、クリップオンストロボ（カメラ上部に取り付けるタイプのフラッシュ ➡ Q03）を使用する
天井に向けて光らせると、影が出ない写真が撮れる。

院内でスッキリした背景が見当たらなければ、白いケント紙を壁に貼って、その前で撮影する

椅子に座ってもらい、膝の上に白いハンカチを置くと、顔が明るくきれいに写る
写真用の蛍光灯やLEDなどの照明を使うのもよい。

緊張している様子の方には、何気ない会話で緊張をほぐす

103

Q47 ボヤけて写るのはなぜですか？

A レンズの絞り値はF32になっていますか？　➡ **Q06**

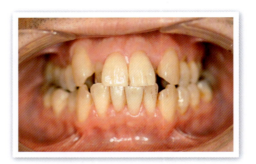

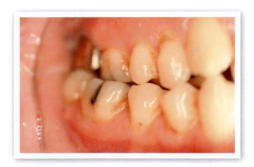

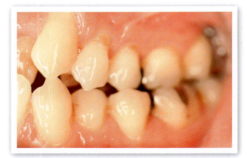

　顔撮影など、口腔内写真の基本設定以外で撮る場面もあると思います。カメラ設定を変えて撮影した場合は、変更した者が基本の設定に戻すよう心がけましょう。撮影者も、自身が使用する前に必ず設定の確認を行うことが重要です。また、ダイアルに指が触れて、知らぬ間に絞り値が変わっていることもありますので、十分に注意しましょう。

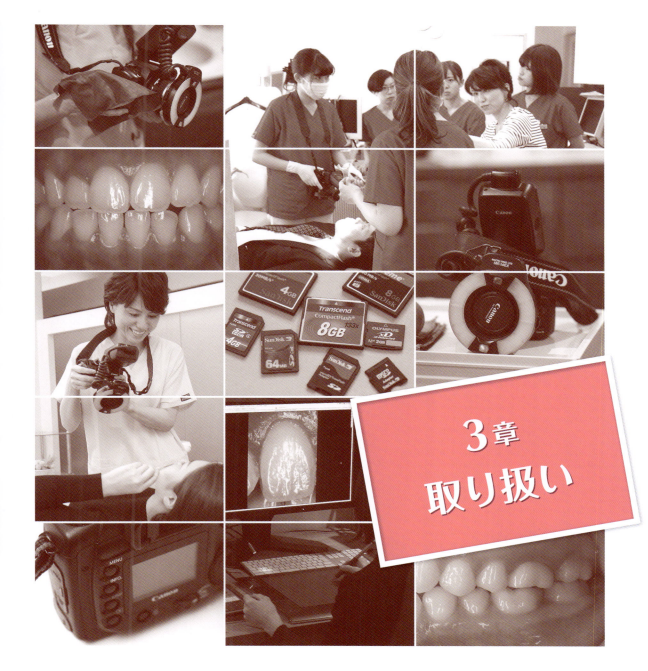

3章
取り扱い

Q48 ミラーで撮影した画像は、そのままでよいですか？

A 診察の際、実際に見える状態となるように、画像編集ソフトで反転処理を行いましょう

反転する

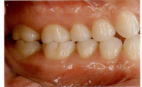
● 左右頰側面観

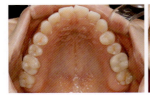
● 上下咬合面観

反転しない

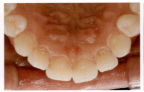
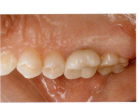
● 前歯部口蓋側面観・前歯部舌側面観

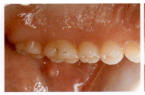
● 左右臼歯口蓋側面観

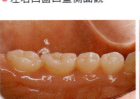
● 左右臼歯舌側面観

　規格性のある口腔内写真において、ミラー像（鏡像）の反転パターンは、上記のとおりに決まっており、覚えておくとよいでしょう。

Q49 画像をトリミングしてもよいですか？

A トリミングはおすすめしません

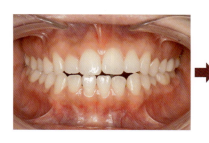
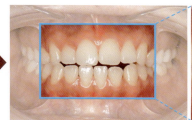
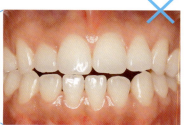

　画像の一部を切り抜くことにより、解像度は落ち画質が低下します。また、JPEGであれば、画像編集による劣化も起きてしまいます。

　たとえば、正面観写真をトリミングして正面観前歯部拡大写真として使用する場合、解像度が落ちて画質が低下します。画質が低下した画像は、大きく拡大したり印刷したりすると、細部がぼやけて観察に耐えられません。➡ Q13

　撮影後の使用法を考慮して、最初からトリミングしないで済むように撮影しましょう。

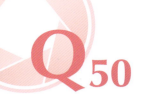

Q50 画像に写り込む黒い点は何ですか？

A カメラ内部のイメージセンサーにゴミやほこりが付着しています。それらを取るためには、清掃が必要です

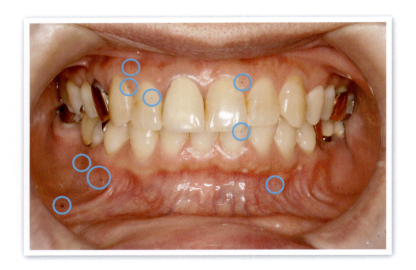

　カメラのイメージセンサーに、油分を含んだゴミが付着することがあります。撮影した画像に写り込んでしまうようなら、各メーカーのサービスセンターで清掃してもらいましょう。使用頻度にもよりますが、定期的な清掃を心がけましょう。

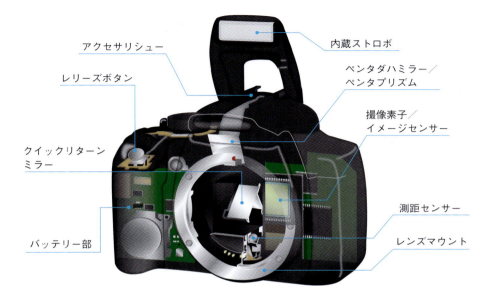

- アクセサリシュー
- レリーズボタン
- クイックリターンミラー
- バッテリー部
- 内蔵ストロボ
- ペンタダハミラー／ペンタプリズム
- 撮像素子／イメージセンサー
- 測距センサー
- レンズマウント

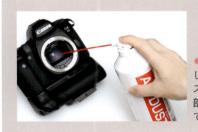

● 日常のお手入れとして、ときどきレンズを外してカメラ内部のほこりをブロアで吹き飛ばす

汚れが付いてしまった場合、自分で拭いたり、こすったりせずに、各メーカーのサービスセンターで清掃してもらう

イメージセンサーのゴミ除去機能が付いているカメラ

イメージセンサーに付着するゴミへの対策として、ゴミ除去機能（自動清掃）を搭載しているカメラがあります。メーカーや機種によって特徴は違いますが、たとえば超音波振動によってゴミを振り落とすというものもあります。医院で使用しているカメラの取扱説明書で確認しましょう。

Q51 カメラボディの清掃は必要ですか？

A シリコンクロスや柔らかくきれいな布で、使用するたびに拭きましょう

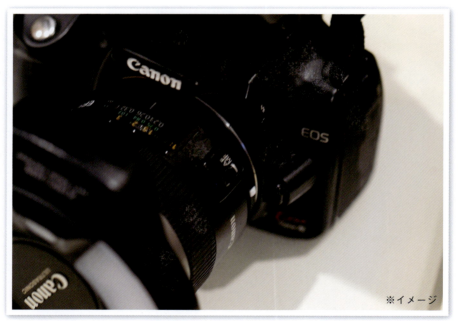

● 汚れているカメラボディは不潔！

※イメージ

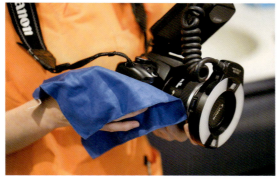
●カメラボディはシリコンフロスで拭く

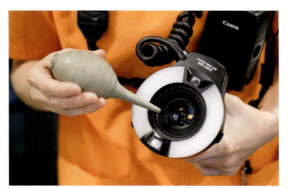
●レンズに付着しているほこりは、ブロアーで吹き飛ばす

　普段の手入れはシリコンクロスでから拭きします。汚れがひどいときや衛生面を考えるなら、無水エタノールを柔らかくきれいな布につけて拭きます。
　有機溶剤は使用不可です。レンズ表面はブロアーでほこりを吹き飛ばすだけにしましょう。とくに汚れがひどい場合は、各メーカーの修理受付窓口に相談しましょう。

Q52 撮影のときはグローブ着用ですか？それとも素手でよいですか？

A グローブ着用をおすすめします

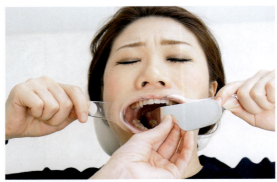

● 素手が口唇や粘膜に触れると、衛生面の心配と患者さんの不快感を招く

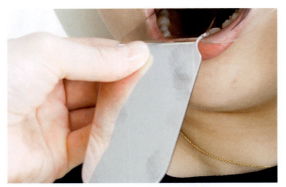

● 指紋で汚れたミラー面での撮影は、画像の汚れに繋がるため、観察に支障を来す

医療現場における手洗いの目的と方法

方法	目的	タイミング
日常的手洗い	汚れおよび一過性微生物の除去	出勤時
衛生学的手洗い	一過性微生物の除去 あるいは常在菌の除去	グローブ装着前後 器材洗浄後
手術的手洗い	一過性微生物の除去 および常在菌を著しく減少・抑制し 効果を持続	観血処置の前後

前田芳信（監）, 柏井伸子（編著）, 又賀 泉, 伏見 了, 高階雅紀, 佐藤久美子, 山口千緒里, 馬見塚賢一郎, 早川 幸, 一之瀬くに子：増補改訂版 歯科医院の感染管理 常識非常識. クインテッセンス出版, 東京, 2016. より引用改変

　グローブ着用でも素手でも、清潔ならばどちらで撮影を行っても構いませんが、基本はグローブ着用をおすすめします。衛生面を考えると、素手で口唇や粘膜に触れるのは適切でありません。

　また、素手でミラーを触ると、表面に指紋が付いて汚れます。その汚れが画像に写り込み、画像の観察を妨げる原因となります。

医療現場における手洗いは実行できていますか？

　口腔内写真撮影においても、感染対策が重要です。私たち医療従事者が、ものや手指を介して感染を拡げたり、運んだりすることがないように留意しましょう。

　いま一度、医療現場における手洗いの目的と方法について、医院で確認することをおすすめします。

Q53 ミラーの消毒法や取り扱いは どうしたらよいですか？

A 適切な方法で行う「洗浄→消毒→滅菌」を基本に、 まずは洗浄にて汚染を除去します

　消毒や滅菌の是非は、ミラーの素材によって違います。製品の取扱説明書を必ず確認しましょう。

> 　ガラス製は高圧蒸気滅菌もしくはガス滅菌は可だが、薬液浸漬はガラスの縁から薬液が染み込むため不可
> 　ステンレス製は基本は錆びにくいが、塩素系消毒剤などで腐蝕することがある

● 取扱説明書の文例。いずれの素材も、使用可の消毒薬液もあるので確認する

ミラーの傷や汚れは写真の観察を妨げる

　観察できない写真では意味がありません。私は未熟なころ、撮影することに必死でそのことに気づかず、のちのち撮影した写真を確認した際に後悔しました。

　「何のため、誰のための撮影なのか」

　このことを念頭におき、日ごろからミラーを丁寧に取り扱い、洗浄や保管の際に器具同士が重なって傷をつけないように十分に注意を払うことを心がけています。また、撮影前にはミラー表面の傷などの確認を怠らないように努めています。

　上記が原因で再撮影となってしまうと、さまざまな理由で患者さんの不信を招きかねません。よって、絶対に生じさせてはならないエラーの一つです。

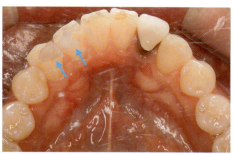

● ミラー表面に、固着した汚れのようなものを認める。不十分な洗浄のまま、消毒薬に浸して滅菌した可能性がある

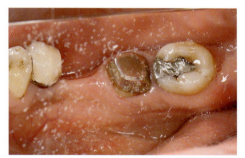

● ミラー表面全体についた斜線傷と汚れ

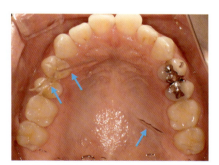

● 大粒の水滴が残っている。撮影器具を入念にチェックする必要がある

 ### ミラー面を傷つけにくいクロスを選ぼう

筆者は、ミラー表面の拭き取りにサヴィーナワイピングクロス（KBセーレン、販売：佐藤歯材）を使用しています。クロスの素材は超極細繊維で、被拭浄物を傷つけにくい柔らかさとクッション性が特性です。ミラーの水滴を拭き取る際は、吸水性を活かして、クロスをこすらず押し当てて吸収させる方法がよいと考えます。

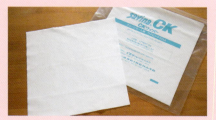

● サヴィーナワイピングクロス（KBセーレン）

Q54 カメラの取り扱いで注意することはありますか？

A ストラップを垂らさない、カメラを水回りのそばに置かない、撮影を終えたらすみやかにレンズキャップを取り付けることを徹底しましょう

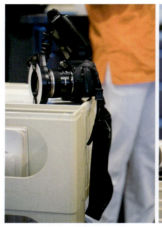

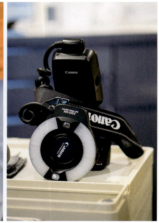

● ストラップ（吊りひも）を引っかけて、カメラを落下させる危険性がある。ストラップを垂らさないように収めておく。また、レンズにほこりがつかないよう、撮影を終えたらすみやかにレンズキャップを取り付ける

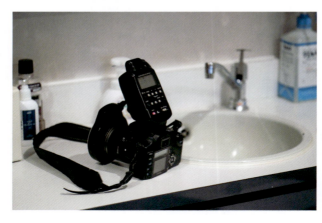

● カメラは絶対に水回りには置かない。カメラにかぎらず、精密機器製品の鉄則である。使わないときは、ほこりが被らないように決められた場所に収納する

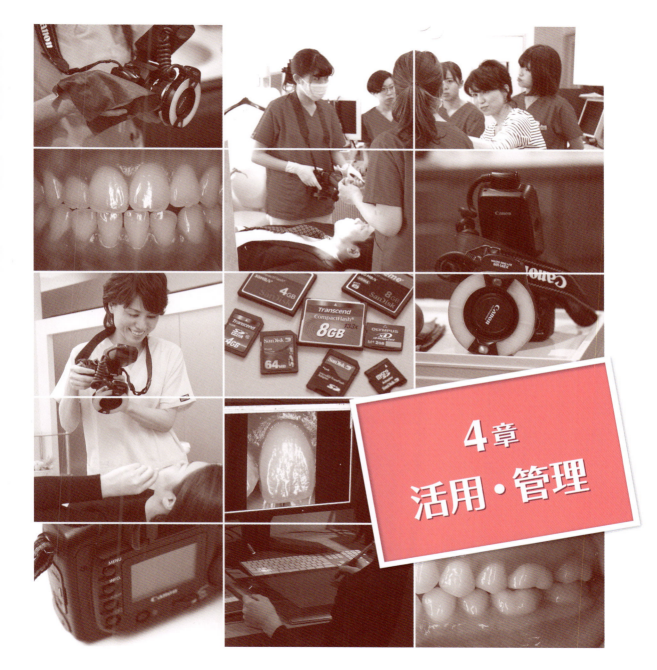

4章
活用・管理

Q55 画像データはどのように管理しますか？

A すみやかにパソコンとハードディスクに保存します。ハードディスクは突然の故障を想定し、安全のために最低でも2台用意しましょう

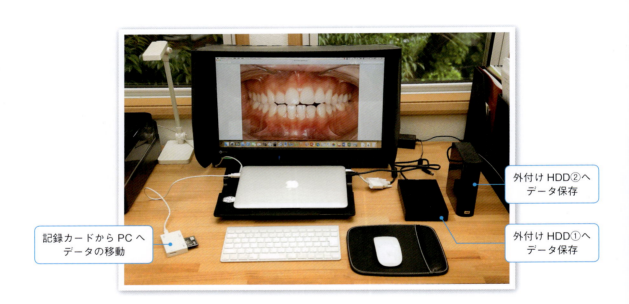

記録カードからPCへデータの移動

外付けHDD②へデータ保存

外付けHDD①へデータ保存

　最近、無線で直接パソコンに転送できるカメラが出てきましたが、まだまだ記録カードを使用することが多いと思います。各撮影者ごとに記録カードを分け、撮影データは当日中にパソコンとハードディスクに保存しましょう。データ紛失や消去などは、医院の信頼を失墜させる事態を招きます。

画像管理ソフトがない場合の管理方法

取り込まれた画像を、撮影日付順に自動整理してくれる画像管理ソフトがあれば、膨大なデータ管理に時間を割くことなく便利です。しかし、画像管理ソフトを導入していない医院も多いと思いますので、その場合の管理方法をご紹介します。

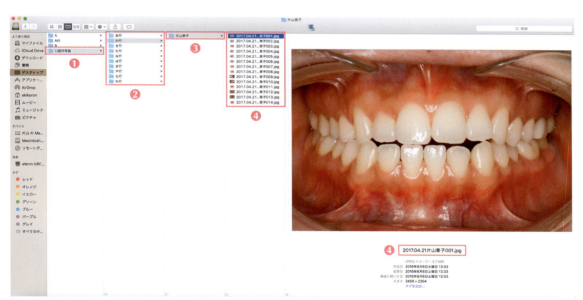

❶口腔内写真フォルダを作成する
❷あ〜わ行のフォルダを、❶のフォルダ内に作成する
❸患者名のフォルダを、❷のなかから該当するフォルダ内に作成する
　例:「片山章子」フォルダ →「かたやま」なので「か行」のフォルダに保存
❹撮影した画像データのファイル名を、撮影年月日・患者名・患者のデータ通し番号・保存形式にして、
　❸のフォルダに保存する
　例:2017.05.25片山章子006.jpeg
＊ノートにも撮影年月日・患者名・データ通し番号・撮影内容を記録しておくと、何目的の画像データかが一目でわかる

Q56 きれいに印刷するには、どうすればよいですか？

A 使用する用紙とプリンタードライバーの用紙設定を合わせましょう

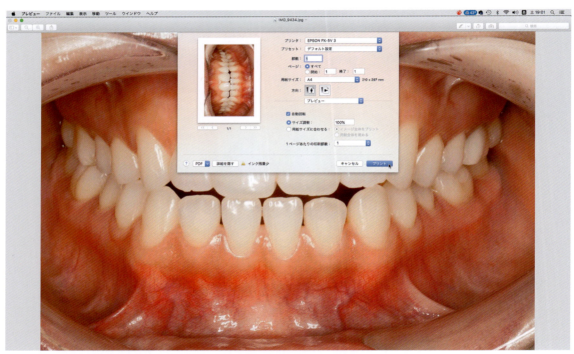

● 使用する用紙と品質などの設定を確認せずに、そのまま印刷することは避ける

今回の問いにある「きれいな印刷」と仕上がりを求めるなら、写真用紙を選びます。患者さんに渡す場合などは、写真用紙の方がきれいで見やすく適切でしょう。筆者は、記録用紙として使う場合は（➡ **Q57 [P.124]**）、コスパを考え普通紙を用いています。その際は、用紙種類や印刷品質の設定が変わります。

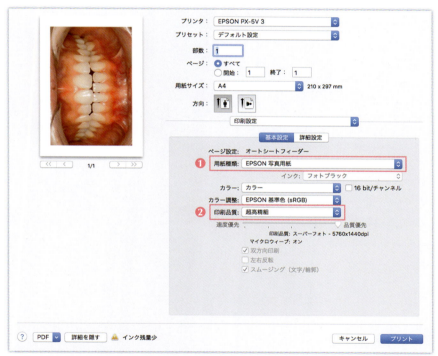

まず、使う用紙の種類を決める（例：「写真用紙」を選択する）
❶プリンターの用紙種類を「写真用紙」に設定する
❷プリンターの印刷品質が「超高精細」になっているかを確認する

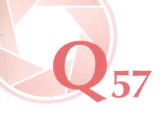

Q57 撮影した口腔内写真をそのままにして、活用できていません

A 口腔内写真は撮ることが目的ではありません

口腔内写真の活用例
- 子どもの成長の記録として、ご家族にプレゼントする
- 歯科衛生診断に必要な情報
- 症例検討やチームでの協議
- 患者へのプレゼンテーション資料
  「どこに問題があるのか？」
  「その治療がなぜ必要か？」
- 担当患者の引き継ぎ
- スキルの向上（観察力、問題点の抽出力）
- 若手の育成と医院の継承

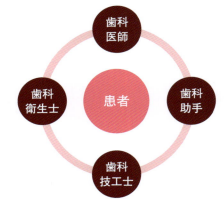

● チームを繋ぐ口腔内写真。大切な歯を守るために行動する、患者さんを中心としたチーム。「見たい・見せたい」あらゆる場面で、口腔内写真は必要とされる。写真を通して私たちは気づき、患者さんは動く

「何のために口腔内写真が必要か？」
「いつ、どこで、どのように使うものなのか？」
　目的が明確でなければ、そもそも口腔内写真撮影は不要です。口腔内写真は、臨床の現場で患者さんや私たちに利益をもたらすものであるはずです。そして、それらが活躍する場面は少なくありません。

口腔内写真の活用例❶
拡大観察で細部を確認することにより、わかることがある

　時間をかけて、しかも1人ではなくスタッフとともに観察できるため、限られた時間のなかで行う口腔内診査では気づけなかったものを知ることができます。

　また、多くの視点で得られた観察点と診断内容は精度が高く、結果、患者さんに利益をもたらします。

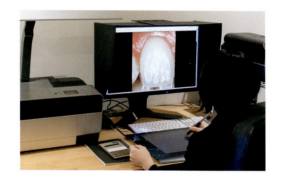

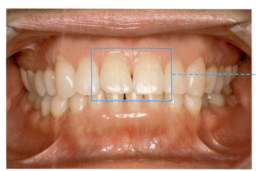

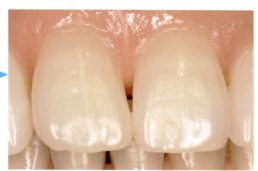

● 観察時に1̲歯表面の傷と凹凸に気づき、モニター上で拡大し、再度観察を行う

口腔内写真の活用例❷
歯科衛生診断とチーム協議

　ケアにかかわる歯科衛生診断を行う際も口腔内写真が必須です。歯肉の厚みと歯肉炎症や初期う蝕病変の度合いなどの確認を行い、対策を練ります。

　筆者は、口腔内写真を配列して印刷したものを「歯科衛生診断記録表」として、上記内容を記録しています。それを用いて、歯科医師、あるいはチームで協議する際にも役立てています。写真を通して、互いの考えを共有し意見交換することは、チーム力の強化に繋がると考えます。

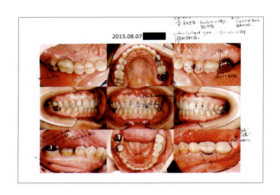

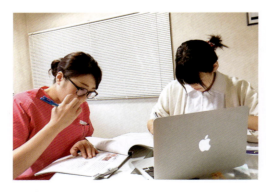

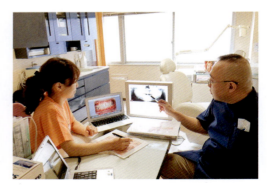

口腔内写真の活用例❸
プレゼンテーション・モチベーション

　疾患やリスク要因など、大抵は患者さん自身が直接目視できない場所に「何か」が起こります。さらに、予防が可能な初期のう蝕や軽度の歯周病は、症状を伴わず、見えない・痛みのないものについてどんなに熱く語っても、患者さんの心には響かず行動に繋がりません。

　だから口腔内写真が必要なのです。

　「その治療がなぜ必要か？」「なんのためにケアを行うのか？」「一体何が起こっているのか？」

　患者さんの気づきを得るため、見えない世界を見えるようにすることが私たちの役目です。

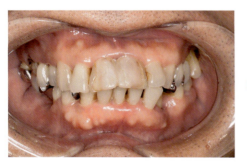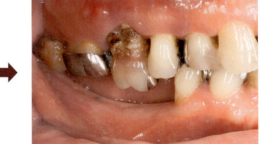

● 患者さんが日々見ているであろう正面観では、6|に何が起こっているのかわからない

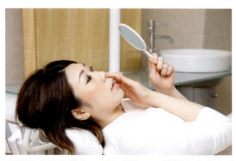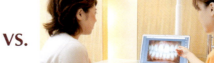

● 同じものを見る、ズレがない、情報を共有する、共有に集中する。これらは心に響くプレゼンテーションに必要な条件であると考える

口腔内写真の活用例❹
口腔衛生教育・モチベーション

　セルフケアの方法を伝える口腔衛生教育の際も、写真がかなり役立ちます。たとえば、下の画像（上段）の孤立歯の症例ですが、左は口頭によるケアの解説と実技レッスンを5年間繰り返すもむなしく、プラーク付着量が変わりませんでした。右は、5年後に「写真を見せる」ことを追加しただけで、1ヵ月で改善した様子です。この方の場合、問題はセルフケアスキル云々ではなく、ケアする歯や歯肉がどのようになっているのか不明であったことだと学びました。それからは、口腔衛生教育に必ず写真を導入しています。写真を用いる口腔衛生教育は話すほうも聞くほうも楽で、すみやかに成果を得られると実感しています。

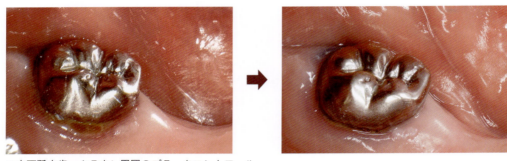

●右下孤立歯、クラウン周囲のプラークコントロール

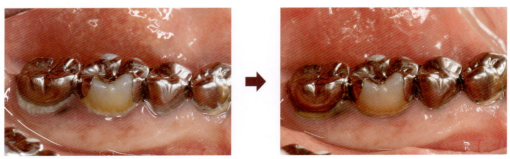

●初診時の男性。メインテナンスを受けた経験がなく、全顎的にプラークが付着していた。写真にて状況説明を行う口腔衛生教育だけで、実技レッスンなしだが、成果あり

口腔内写真の活用例❺
生涯メインテナンス、並べて観察

年齢や環境に応じてリスクは変化します。その変化を見逃さぬよう、同じ構図で撮った口腔内写真は、時に並べて観察を行うことが必要です。

生涯メインテナンスの目的は、継続的にリスク評価を行い、リスクの幅を小さくすることです。そのために重要な役割を果たすのが、規格性のある口腔内写真の活用と継続です。

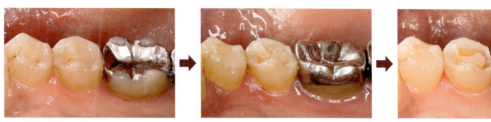

●咬耗と酸蝕の疑い

口腔内写真の活用例❻
感動の共有

治療前後など、自分の行動がよい変化をもたらしたときの喜びを、記録して共有します。
「くじけず頑張った甲斐があった」「この医院と出合えてよかった」
その思いはメインテナンスを続ける原動力となり、選ばれる歯科医院の理由となります。
口腔内写真は、感動を共有する最強のアイテムだと思います。

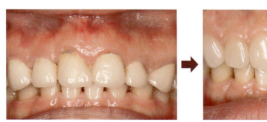 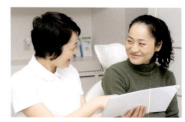

●歯肉の炎症と審美の要望が主訴の患者さんの治療前後の写真。セルフケアに対する本人の努力と、歯科治療に要した時間が報われる記録の1枚である

●メインテナンスの継続に挫けそうになったとき、この記録をみて、あのときの感動を思い出してもらう

Q58 同じ医院なのに、撮影者によって構図がバラバラです

A 作業手順を確認し、医院で統一しましょう

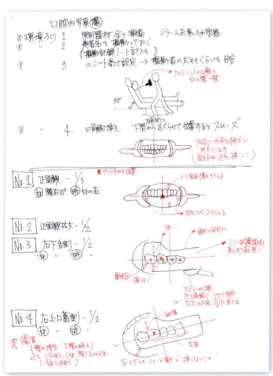

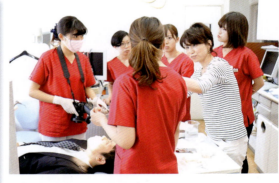

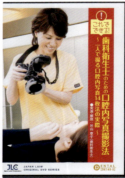

●左：筆者が初めて口腔内写真撮影を導入した際に自作したマニュアル。このころはいまのようにセミナーや書籍も少なく、大変苦労した記憶がある。医院のマニュアルは必須だが、どうか手間をかけずに本書などを大いに活用してほしい。右上：院内で撮影実習を行い、作業手順の確認を共有するとよい。右下：口腔内規格写真撮影に関するDVDを参考にするのも一法

　口腔内写真撮影は同じ動きを繰り返す作業です。ユニットの高さや角度と撮影者の立ち位置からはじまり、医院で作業手順を確認し統一しましょう。

Q59 どうしたら撮影がうまくなりますか？

A 撮る目的を明確にし、客観的評価を行います。
自分のクセを知ったうえで、反復練習しましょう

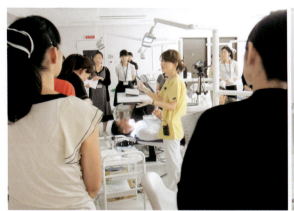 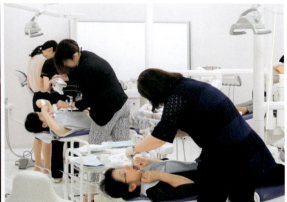

● 撮影実習の風景。撮影の目的と課題を明確にした練習を何度も繰り返す

❶撮る目的が明確か

「何を誰に見せるのか？」「どこを中心に見せたいのか？」
　撮影者自身が、撮影の目的を明確にもちましょう。「院長先生の指示だから」という理由で撮影しても、そこに目的が見出せなければうまく撮れません。

❷自分のクセを知っているか

　常に右側に傾いて写る、中心がズレているなど、各々の撮影のクセがあります。第三者の客観的助言をもらい、まずは自分のクセを知りましょう。

　そのためには、撮った画像を1人ではなくみんなで見ることです。モニター上で大きく見てピントなどを確認し、次に下がって見て、歪みなどを確認します。14枚法などの規格写真は配列して、中心線を引っ張ると、自己評価でも是非が明白です。同じ構図の画像を並べても同様です（P.131参照）。

❸反復練習を行う

　❶、❷を前提に、反復練習を行います。
　その際、理想とする構図と配列を常に頭に浮かべながら練習しましょう。

写真はどんどん使う　これがうまくなる最大の近道

　筆者が上達したきっかけは、画像を臨床で活用するようになってからです。

　撮った画像をモニターで拡大観察したときに気づくエラーは、唾液処理を怠って見たい部位が隠れていたり、撮影時には気づかなかったピンボケです。

　画像で説明する際に気づくエラーは、伝えたい部位がうまく写っていないため、患者さんにうまく伝わらないことに直結してしまいます。

　撮影の目的を考えようともせず、ただ言われるがまま撮っていては、何度行ってもうまくなるはずがありません。そのような写真は、撮影の対象者である患者さんに失礼で、「何のための写真なんだ！　時間を返せ！」とお叱りを受けてもおかしくないでしょう。

　そもそも、撮影がうまくなりたいのはなぜでしょう？

　写真を使い、口腔内状況を吟味して、最良の対策を講じたい。患者さんを治したい、よくしたい、その思いからなのですよね。その答えを考えると、やはり、写真はどんどん使うべきで、それが上達の近道です。

撮影者のクセ	自己評価の方法
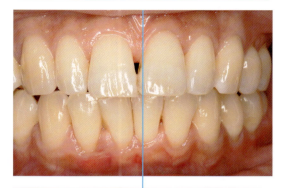	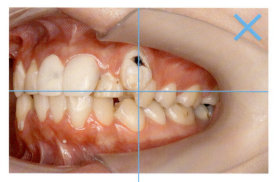
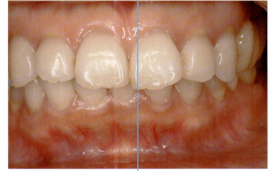	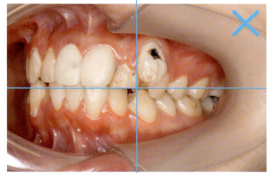
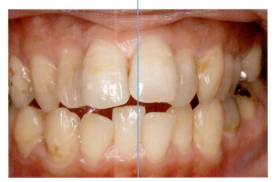	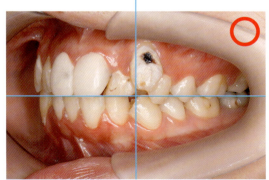

● 筆者は、撮影対象に対し、右側にかたよる傾向があった。そのため、上の3枚とも中心がズレて、フレームに収まる歯の本数が左右で違うことがわかる

● 同じ構図の画像を並べて、中央に縦線を引き、咬合平面に横線を引いて問題点をみつける。評価と練習を繰り返し、適切な構図の撮影を習得する

Q60 撮影した写真をモニターで忠実に再現するには、どうすればよいですか？

A モニターのキャリブレーションが不可欠です

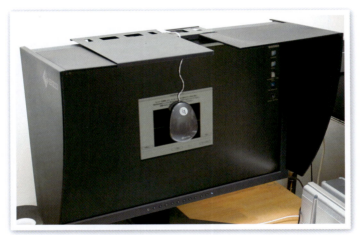

●測色器を用いて定期的にキャリブレーションされた高精度なモニター

忠実な色再現を実現する環境設定

　色や明るさを忠実に再現するためには、高精度なモニターなどの設備投資と、プロ並みの知識を必要とします。

　キャリブレーションとは、キャリブレーター（測色器）を使用して、モニターやプリンターなどの色を正確かつ安定して再現させるために調整することです。

おわりに

　本書では、基本と実際を織り交ぜて伝えることを意識しました。規格性のある口腔内写真の基本は重要ですが、実際の現場ではそのとおりにできない場面に遭遇することが多々あります。では、「そのような場合はどうしているか？」という本音を正直に記したつもりです。

　何事もそうかもしれませんが、正解や絶対というものはなかなかありません。「こう撮らなければならない」という思いにこだわりすぎて、患者さんに配慮した対応ができなくなっては本末転倒です。基本ができて一人前、患者さんの思いを汲みつつ、必要な情報を見定めて過不足なく撮れることが一流なのだと思います。

　さて、筆者が尊敬する内山　茂氏の著作に、「"患者さんを一生診る"の一生は、患者さんの一生であって歯科医師の一生ではない」という印象深い言葉があります。これは、継続したメインテナンスで一生診ることを考えるなら、早くから医院継承を準備しておくことが重要であるということです。写真も同様で、「誰がやっても同等の品質を提供し続けるための骨格となる技と心」の継承も、患者さんの一生を診ることに繋がると考えます。

　質の高い口腔内写真をとおして次の世代に「技」を伝え、患者さんとその家族を一生診て支える「想い」へと繋げていく。それこそが、いま求められるチーム医療なのではないでしょうか。

　最後に、本書をつくるにあたり惜しみなくご協力いただきました多くの皆様へ、心からお礼申し上げます。また、取りかかりが遅い筆者を、寛容な心と的確な助言で支えてくださいましたデンタルダイヤモンド社の木下裕介様に感謝の思いを込めて、おわりの言葉といたします。

2017年7月

片山章子

DVD これでできる！
歯科衛生士のための口腔内写真撮影法
〜一人で撮る口腔内写真14枚法の実際〜

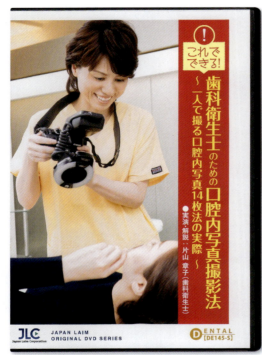

実演・解説：片山章子
商品番号 **DE145-S**
全1巻・48分　￥5,000円＋消費税（送料別）
総販売元：ジャパンライム㈱

書籍＋DVDで、口腔内写真の撮影＆活用が身につく！

　口腔内写真撮影がうまくいかない方の悩みには、共通の課題がみられます。その多くは、ほんの少しの工夫で解決できます。

　このDVDでは、筆者が使っている撮影用器材や撮影ポジションを説明し、一人で口腔内写真14枚法を撮影する方法について実演しながら解説。「ほんの少しの工夫」を動画でご覧いただけるようになっています。

　たとえば、患者さんの顔角度を変えるだけでスムーズに撮れるポイントや、つまずく方が多い口腔内におけるミラーの操作も、一連の流れで見ると理解しやすいのがDVDの魅力です。まるで、撮影の実際を近くで見ているような感覚で、自分の動作との違いを確認できる自己学習ツールとしてご活用ください。

ご注文はジャパンライム通販サイトから　**www.japanlaim.co.jp/**

本DVDは、デンタルダイヤモンド社では取り扱っておりませんので、ご注意ください。

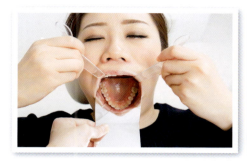
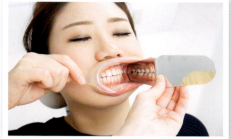

主な収録内容

口腔内写真が必要な理由

口腔内写真の基礎知識
- 撮影用器材
- 撮影ポジション

口腔内写真14枚法の実際
- 正面観
- 右側方面観
- 左側方面観
- 正面観前歯部拡大
- 右下臼歯舌側面観
- 右上臼歯口蓋側面観
- 左上臼歯口蓋側面観
- 左下臼歯舌側面観
- 右側頬側面観
- 左側頬側面観
- 上顎前歯部口蓋側面観
- 上顎咬合面観
- 下顎咬合面観
- 下顎前歯部舌側面観

口腔内写真 撮影練習のポイント

こんな方におすすめです

- これから始める方
- 撮影の声がけや口角鉤の挿入に悩んでいる方
- 自分の動作が合っているのか、確認したい方
- ユニットの角度や患者さんとの位置を知りたい方
- 医院の学習ツールを探している方
- 先輩がおらず、誰にも聞けなくて苦労している方

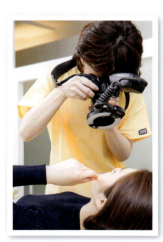
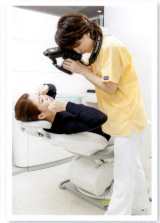

● プロフィール

片山章子（かたやま あきこ）

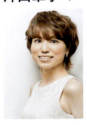

1991年	福井歯科専門学校歯科衛生士科 卒業
2001年	複数の歯科医院に勤めた後、医療法人社団純厚会 銀座デンタルケアークリニックに勤務
2005年	フリーランスとして活動開始
2007年	日本抗加齢医学会指導士資格取得
2012年	日本医療機器学会第二種滅菌技士資格取得
2016年	CASKアカデミー人材育成開発プロジェクト

「予防歯科の普及」という矜持のもと、臨床を中心に活躍。研修や講演など、多方面の活動からチームをリードする歯科衛生士の育成に取り組み、現場づくりの応援に力を注ぐ。

▶▶▶ HP：http://dh-katayama.jp

片山達治（かたやま たつじ）

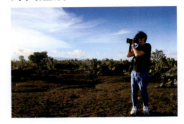

写真専門学校卒業後、出版社スタジオ勤務を経て、山村隆彦氏に師事。1990年に片山達治写真事務所を設立。広告、雑誌、カタログなど、人物から料理、建築写真まで幅広く活動。その他、様々な場所で後進の育成にも力を入れている。

すぐに知りたい！ 口腔内規格写真クイックQ&A

発行日	2017年8月1日 第1版第1刷
著 者	片山章子
発行人	濱野 優
発行所	株式会社デンタルダイヤモンド社
	〒113-0033 東京都文京区本郷 3-2-15 新興ビル
	電話 = 03-6801-5810 ㈹
	http://www.dental-diamond.co.jp/
	振替口座 = 00160-3-10768
印刷所	能登印刷株式会社

ⓒ Akiko KATAYAMA, 2017

落丁、乱丁本はお取り替えいたします。

●本書の複製権・翻訳権・上映権・譲渡権・公衆送信権（送信可能化権を含む）は㈱デンタルダイヤモンド社が保有します。

● JCOPY 〈㈳出版者著作権管理機構 委託出版物〉
本書の無断複写は著作権法上での例外を除き禁じられています。複写される場合は、そのつど事前に㈳出版者著作権管理機構（TEL：03-3513-6969、FAX：03-3513-6979、e-mail：info@jcopy.or.jp）の許諾を得てください。